こころの深呼吸

気持ちがすっと軽くなる

海原純子
Junko Umibara

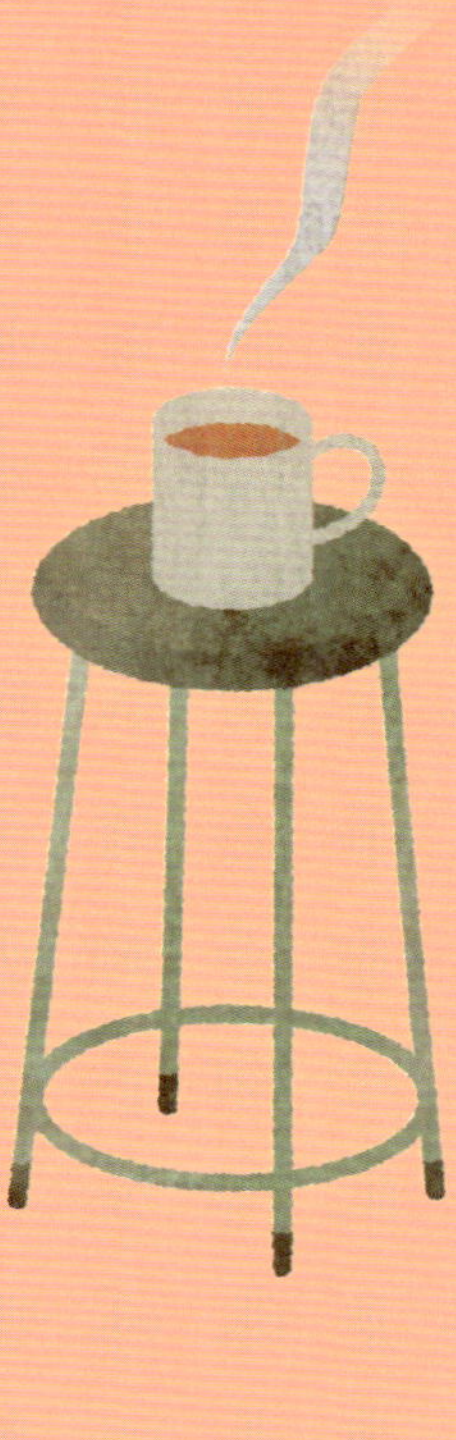

婦人之友社

目次

第1章

少し疲れたなと感じたら

第2章 心のクセに気をつけて

第3章 あなたらしく休息を

第4章 ネガティブ気分をリセット

第5章

わたしと向き合う

第6章

素敵な大人になるヒント

第7章

心を支えるもの――幸せの素

第8章 ちょっと長いわたしの話

本書は、『婦人之友』２０１１年１月号～２０１９年９月号に掲載された中から50篇を選び、加筆・修正したものに書き下ろし「ジャズの即興演奏のように」「一瞬の輝きを撮る」と「ちょっと長いわたしの話」を加えたものです。章扉の写真は筆者によるものです。

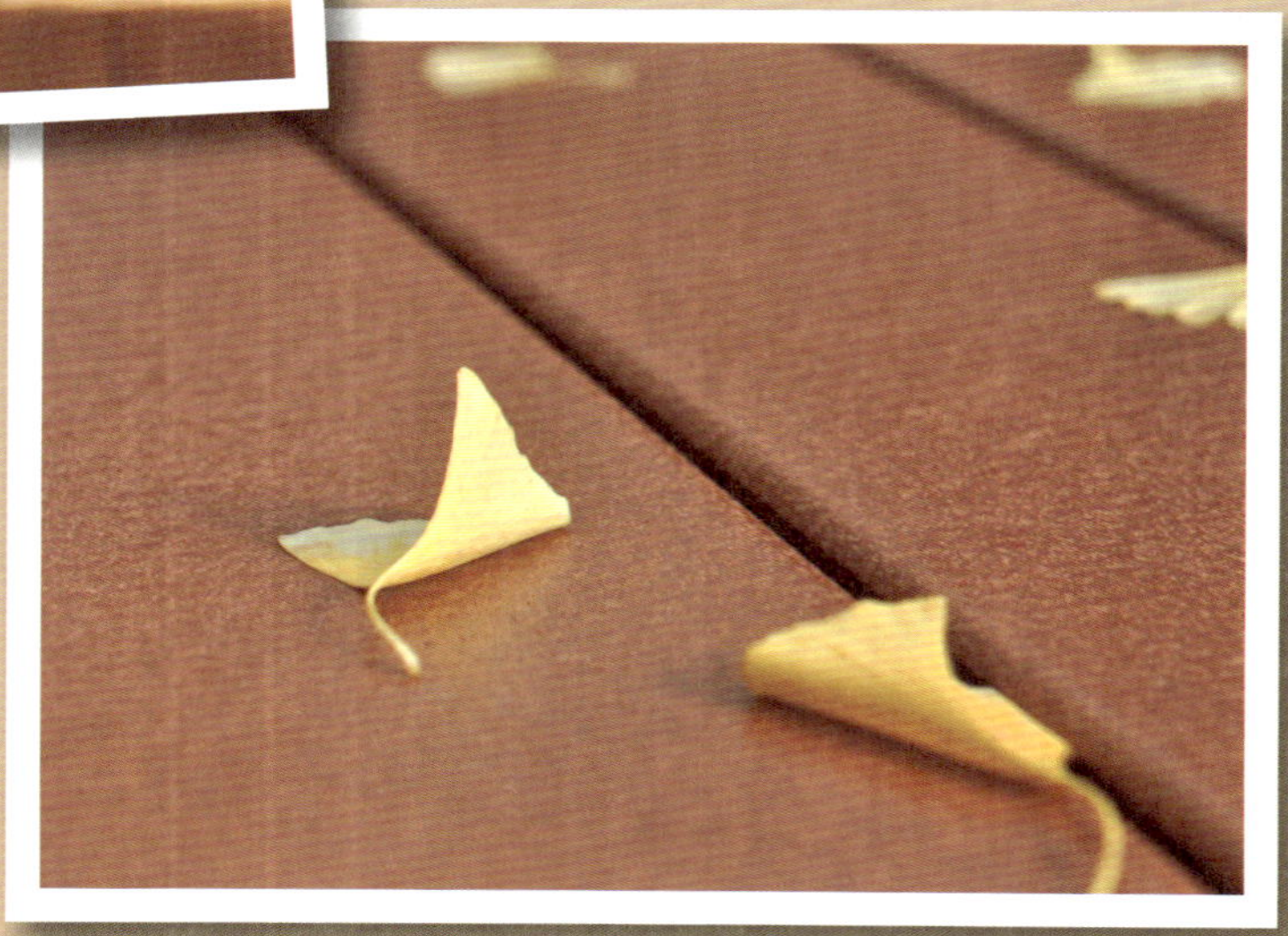

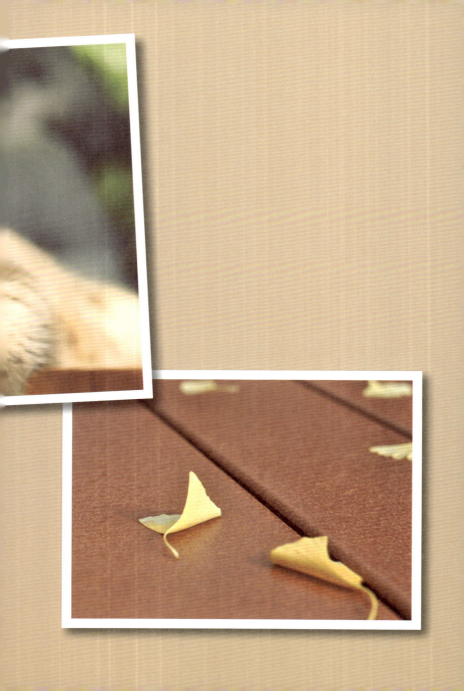

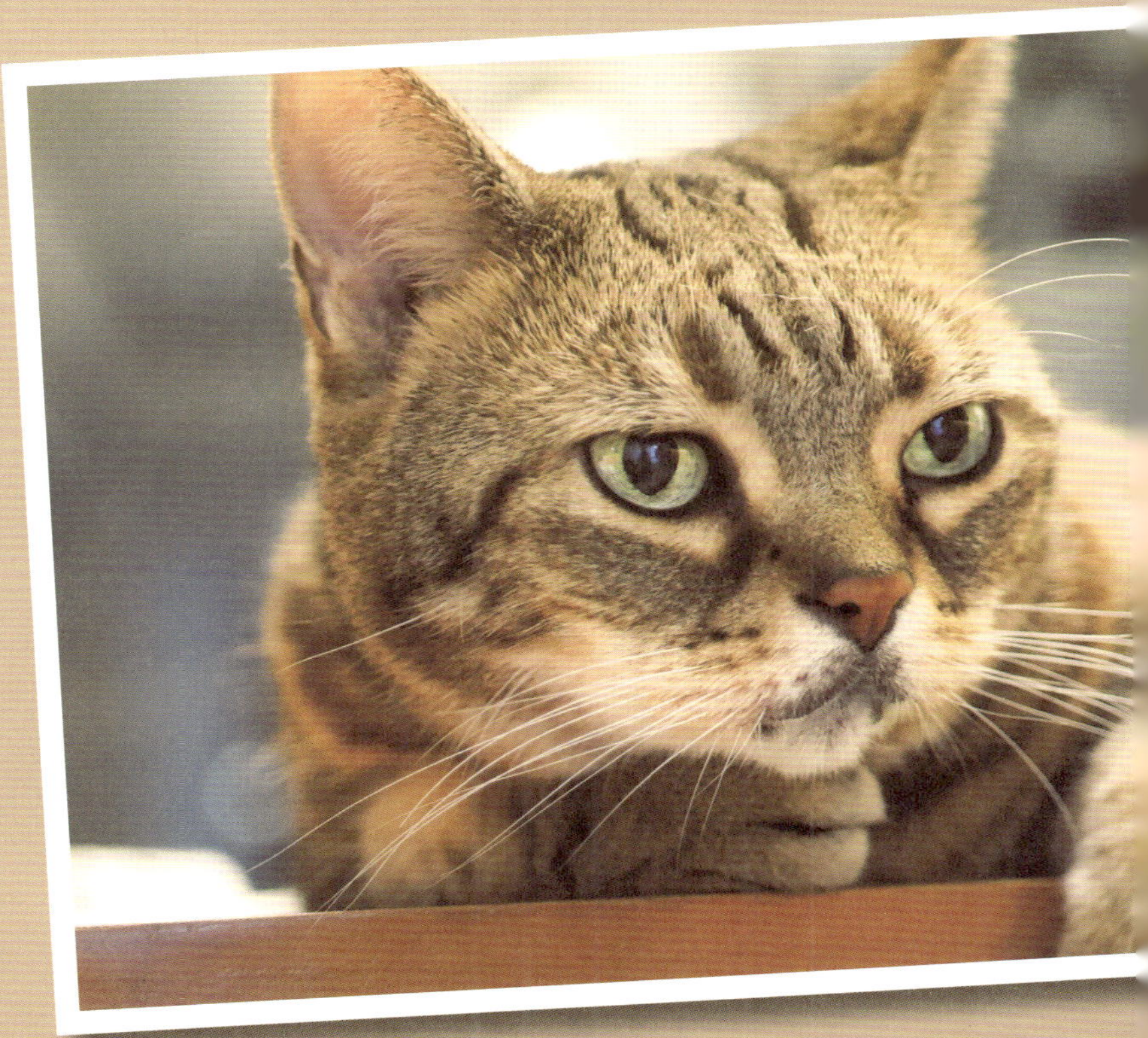

第1章

少し疲れたなと感じたら

体がゆるむと心もゆるむ

「どうやったら緊張できますか?」ときかれたことは、今まで一度もない。でも「どうしたらリラックスできますか?心をゆるめられますか?」ときかれることは頻繁にある。人間は、緊張したり不安になるのが得意な生き物なのだ。それは、ものごとに対して注意深く緊張していないと危険だからで、生存のために絶対的に必要なことだ。日常生活でも、緊張するのはよし、としよう。問題はその後。ゆるめるためには意識して「ゆるめる時間と場所」を作らないとうまくいかない。無意識に行われた緊張を、意識的に解放する、というプロセスが必要だ。

ここで再びむつかしいことに気づく。人は意識すると、すぐどこかに力が入る。リラックスしなきゃと思った途端、緊張したという経験をおもちの方は多いだろう。ではどうすればいいのか。多分最もシンプルで効果的なのは「体をゆるめる」

ことだと思う。靴をぬぐ。服をぬいで部屋着に着がえる。お風呂に入り体をのばす。無防備になった状態、それが体のゆるんだ状態だ。

体がゆるむと自然に心がゆるんでいく。部屋に香りのよい花を一輪活ける。私はバラが好きなので、いつも視線の届く場所に置く。鼻粘膜には神経細胞があり、情報を瞬間的に大脳辺縁系という自律神経のコントロールセンターに伝える。そこは人間の脳の中で最も古く、いわば動物的な部分。あれこれ考えていても、香りをかいで辺縁系が情報をキャッチすると途端にリラックスできる。

言葉を換えると、意識的に無意識の世界に入れるように体に働きかける、ということなのだ。無防備な状態は睡眠だが、緊張しているとよい眠りも期待できない。

私は毎晩必ずストレッチで体をゆるめる。東日本大震災で原発事故が起こった直後、福島県双葉町の方々がさいたまスーパーアリーナに避難した。その時、場所を借りストレッチの場を設けた。「大丈夫、大丈夫」といっていた女性がシャワーを浴びストレッテをすると、体がゆるみ緊張が解ける。その瞬間、涙が頬に流れた。体がゆるむと心もゆるむ。その涙が忘れられない。

立ちどまって空を見る

東京近郊の街で仕事があり、駅で切符を購入しようとしたら、特急券売り場の機械がすべて「調整中」となっている。何が起きたのだろう、と駅員さんにきいたところ、特急は運行停止。人身事故の影響で、数分前にやっと普通と急行の運転が再開されたところだった。仕事開始の時間よりずっと早く着いて、お茶を飲もうとしていたので、急行でもギリギリ間にあいそう。水や車内で読む新聞を買って乗りこんだが、こみあった車内では読めなかった。

こうした「想定外」のことは、しじゅう起きる。みなさんも同じだろう。交通トラブルも、仕事上のトラブルも人間関係のいざこざも、実は「想定外」のことばかり。その大きさはさまざまだが、そんな時私は、無意識に一定の手順をふんでいることに気がついた。

それは「立ちどまって空を見る」こと。空といっても、本当の「空」でなくてもいい。心の中にある「空」なのだ。

想定外のことが起きている自分の場から、心の方向を「空」に向けてみる。ことの対応にとりかかる前、ほんの数秒でいい。自分を客観的にながめると、あわてず、嘆かず、次の行動にとりかかれる。

実際に空を見上げてもいいし、深呼吸して自分の足の裏と地面の感触を感じるのでもいいし、コーヒーを一口飲んだり、水を一杯飲んでもいい。自分なりの立ちどまり方のきっかけを作ると、ごく自然に「空を見る」ことができる。

みなさんも、大変なことや困ったことがあった時、キャベツを千切りにしたり、大根を洗ったりすることで、雑念を払って無心になった経験がありませんか。

「空を見る」にはさまざまな形がある。どんな方法であれ、ある一瞬、あれこれ考える意識の動きをとめて思考の流れや渦の中から脱け出し、自分の心と体の奥底にある、もっと大きなエネルギーとふれあうことなのだと思う。大変な時こそ、頭で考えるだけではない自分の力に気づくチャンスなのだ。

「鼻呼吸倍呼気法」でリラックス

幼稚園に通っていた時のことだから、もう何十年も前のことである。なのにいまだにその記憶がしっかり残っている。通っていた幼稚園はお寺の境内に隣接し、先生たちは親切でやさしく、私は引っこみ思案で口数の少ない、おとなしい子供とされていた。その事件が起こるまでは。

それは初夏の昼前だった。庭でみんなで手をつなぎ輪になって踊っている途中に、私は喉のかわきがひどくなった。陽射しが強くなりはじめた季節だった。ちょっと休憩、という時に私は「水を飲みたいから水道のところに行っていいですか」と手を挙げて先生にきいた。当時は、運動中の水分補給はしない方がいい、というのが定説だったためだろう、先生は「がまんしなさい」と答えた。

私はその返事をきくや、突発的に幼稚園を脱走したのだ。「家で水を飲まなくちゃ」と、門を開けて、家に向かって全力疾走した。でもそうしなかったら、熱中症で危険だったに違いない。体のサインは大切、と思っている。

さて話が少し変わるが、今日では、心が体に影響すると知られているものの、体を通して心をコントロールできることは、あまり話題にされない。実は、それは誰にでもできて、しかも確実。

そこで、リラックスをもたらす「鼻呼吸倍呼気法」をご紹介したい。

1 イスに深く腰かける。
2 右の鼻腔をおさえて左の鼻から息を吸う。
3 次に左の鼻腔をおさえて右の鼻から息を吐く。
4 これができたら、右の鼻をおさえ左から3つ数えて吸い、左をおさえて6つ数えて吐く。その後は、4つ数えて吸い、8つ数えて吐く。吸った息を倍かけて吐くのがポイント。

数が増えて吐く息が長くなるにつれ、呼吸が深まり心が落ちついてくるはずだ。体を通して心をリラックスさせるトレーニング、はじめませんか。

にっこりの効用

今日一日、何回くらい笑いましたか？全然笑わなかったなあ、という日はちょっとさみしい気がする。大笑いしなくても、にっこりあいさつしたり、家族や友人と顔をあわせてにこやかに話したり食事したり、そんな笑顔の多かった日は気分がいいはずだ。

笑うことは健康にいい、なぜなら人間の免疫機能に大きな役割を果たしているナチュラルキラー細胞（NK細胞）が活性化するから、という話題は一時、新聞やテレビなどマスコミを騒がせたから、ご存じの方も多いだろう。笑いにもいろいろな種類があると思う。心がきれいになる笑いを生活の中に増やしたい。

何もできなくても、にっこり微笑んで人と会う、あたたかい言葉をかけることを、「顔施《がんせ》」「言語施」などというのだと読んだことがある。そんな風にかかわってもらえたら相手はほっとするはずだ。仕事場でも、ご近所づきあいでも顔施を行なうと、相手も自分も気分がよくなる。口角をあげるという体の動きが、脳に伝達されいい気分になる、という研究もある。自分が微笑むと相手も微笑み、お互いにその気分を分けあえる。

失敗をしたあと笑いとばせるようになったらどんなにいいかと思う。ただし、これには条件がある。他人に迷惑をかけた失敗を笑いとばしてはいけない。あくまで自分が単独で行なった、自分の失敗を笑いとばす。これは笑いの上級編。これができると、ストレスを乗りきるのに大いに役に立つ。

自分の失敗を笑いとばすには客観性が必要だ。そのまっただ中にいて悩んでいる時には笑いとばすなどとんでもないが、しばらくして思い返すと「なんであんなことしたのかなあ」と客観的になり、なんとなくおかしくなってくる。自分に対しての怒りが消え、いたわりの気持ちに変わってきたりする。そんな風に、自分を受け入れ笑うことのできる大人になりたい。

しなやかな心を

困難な状況の中で、ストレスに陥らず立ち直るためには何が必要だろう。ひとつあげるとしたら「柔軟性」、それも心と思考の柔軟性ではないだろうか、と思う。

例えば、休日にどこか行楽地に出かける予定をしていたとする。車の用意をし、お弁当や飲み物も準備した。家族も楽しみにしているし、目的の場所の予約もした。ところが、出かけようとしたら車の調子が悪い。さてどうしますか？

車をやめて電車にする。あるいはレンタカーにする。さまざまな代案がうかぶはずだ。これが思考の柔軟性である。ひとつの道がブロックされても他の方法でことを進めていくと、完璧ではないが、ものごとを実行していける。こうした例をあげると、たいていの方は代案が次々とうかぶものだが、いざ現実の世界で困難にぶつかるとこうはいかない。ひとつの方法に固執してしまい、思考回路を切り替え柔軟に対応できないことが多い。

柔軟であることを、いい加減だと勘違いしていたり、ブレることだと誤解する人もいる。そうではない。相手や困難なものごとを別の視点からとらえるのは、ものの見方の「代案」を作ること。自分が見ているのは、ものごとのほんの一部分だ。さまざまな方向から見る柔軟性が、困難な状況を乗りきるには不可欠である。

私は水の入ったペットボトルをさして、「これは飲む以外にどう使えますか？」とたずねたりする。飲み水、と固まってしまうと、それ以外には思いうかばない。しかし、子供に見せたら、もっとちがう答えが返ってくるだろう。ダンベルの代わりにもなるし、応急の花びんにもなる。視点を変えると、ちがった活用ができるものだ。

困難な状況も見方で変わる。責任の重い仕事も早起きも、自分の体力とエネルギーを自覚すると気分が変わる。猫の身のこなしのような、しなやかさをもつ心になろう。

気分を変える

イヤなことがあると、気分を変えるのはなかなかむつかしい。あなたはどうだろうか。気分転換しようと思っても、何故か心は、そのイヤなことに向かって進んでしまう。他にいいこともあるのに、気がつくと再びネガティブに、ということはないだろうか。

そう、気分を変えるのは、とてもむつかしいものだ。というのは、気分がイヤなことに向かって進み、そればかり考えてしまうのには理由がある——人間の脳のメカニズムにもかかわりがある。いいこととイヤなことがあると、人はイヤなことに注目する。それはヒトの危機対処能力のひとつ。いいことは放っておいても問題ない、しかしイヤなことは対処しないと大変だ、と注意を払うのだ。だから、「これは私の危機管理機能が働いてるんだ」と認識することが大切だ。

その上で対策を考えよう。まずイヤなこと、あなたが気分を害した原因を分類する。たいした原因でないことはグレード１、それ以上のことはグレード２、とする。グレード１の場合は体を動かしたり、花を飾ったり、おいしい食事を楽しむなど、いつもと少しちがう場所で、心がワクワクすることをしていれば大丈夫。しかしグレード２の場合には、根本的対処が必要だ。客観的にイヤなことの原因を見つめ、対処できることを書き出す。人のサポートが必要なら、誰にたのむかをリストアップ。実行したら、線で消していく。

その過程で私は何度も、友人から教わったヨガの呼吸で、大きく息をしつつ体をのばす。グレード２の気分転換は、とてもむつかしいものだ。不当な仕打ちや扱い、言葉で傷つくこともあると思う。それによって、ひどい場合は寝汗をかいたり、うなされたりすることもあるだろう。そのようなことで気分が落ちこんだ時は、しっかり自分の味方になり、自分を守ることが大切だ。味方を見つけ手助けしてもらうことも大事。気分転換が上手になると、人生はいっそう深みを増すだろう。

人生の雨降りに

雨降りの日は外出するのがおっくうだ。といっても、仕事があるから出かけない訳にはいかない。そこで少しでも楽しくすることはできないかしら、と思っている。ある日、ふだんあまり通らない路線の地下鉄の通路を歩いていたら、小さな店で素敵な傘を見つけ足をとめた。ビニール傘なのだが、柄《え》の部分は淡いブルーで、先が猫の手のように丸まり、肉球までデザインされ、まるで猫と手をつないでいるような感じがする。ビニール部分には、カラフルに描かれた小魚からくじらまでが楽しげに泳ぎ、その中で黒猫が一匹しっぽをぴんと立てて走っている。一目見た途端に、これだ、と思った。

待望の雨が降り、ビニール傘をひろげた。雨粒があたると魚たちがとびはね、傘をまわすと黒猫が魚たちを追いかける。家族は、子供用なのでは、という。たしかに通常の傘より短いが、身長が低い私には使いやすくてぴったり。大人用には、こんな楽しいものはないことに気がついた。おしゃれできれいな傘はあるが、値段も高くて重く、私には大きすぎる。安くて軽くて楽しい傘を子供専用にすることはない、と思う。大人だろうが、子供だろうが、もっと生活を楽しくすることを大事にしてもいいのではないかしら。

人生には雨降りの日がある。その雨の日を明るくする、ちょっとした何かを見つけたい。落ちこみそうな心を支え、明るく照らし、ちょっと後押ししてくれるものは大げさなものでなくていい。

晴れた日に機嫌よくすごすのはむつかしいことではない。でも人生の雨降りを明るくしてくれる、心の傘を見つけるのはむつかしい。ひとつ年を重ねるたび、ひとつ新しく見つけませんか。

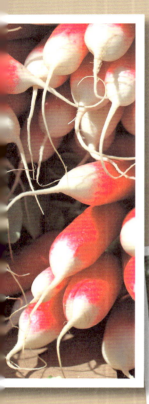

1500
Alameda

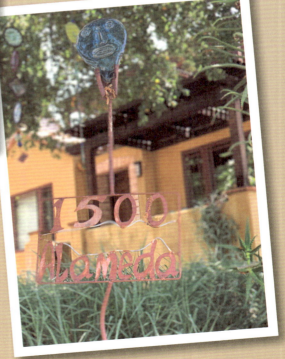

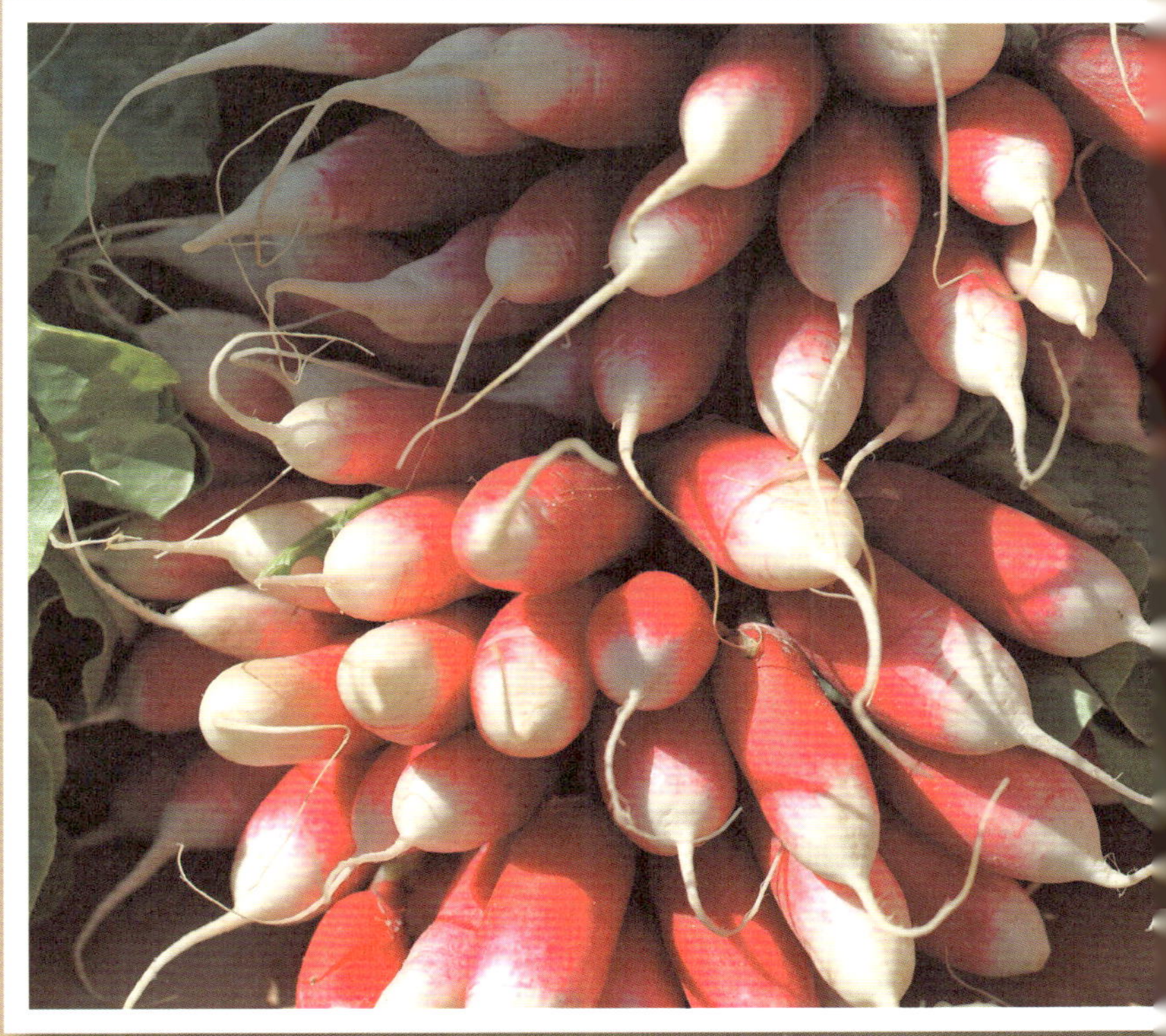

第2章

心のクセに気をつけて

比べない生き方

「比較されたのがとてもイヤだった」。そんな言葉を診察現場できくことがしばしばある。子供時代、親や先生、近所の人から、同年齢の子供や兄弟姉妹と比べられてイヤだった記憶に悩んでいたり、職場で同僚と比較されたり。比較されるのは本当にイヤですね。しかし、イヤであるにもかかわらず、では自分はどうかというと、けっこう他の人のことや、ものを比較することは多いのではないだろうか。

私自身のことをふり返ってみると、子供時代は背が低いことや運動が苦手で走るのが遅いことで比較され、医師になってからも、もろもろのことで比べられてきたなあ、と思う。私は勝ち目がないことがほとんど。なので人と競争しなくていい分野を探し、それを目指してきた。

医療を仕事にするにしても、大学を卒業してそのまま大学病院に勤務し競争しながらの仕事をしたくない、と思ったのが30代はじめ。無意識のうちに、比較されない生き方を選んでいた。言葉を換えればそれは、人とちがう生き方をする、ということだろうか。

「私にはとても無理」と思う方がいるかもしれない。そんなことはない。一日の中で、また活動分野の中に、一割、あなただけの専門分野を育ててみる。料理でも語学でも何でもいいので、あなたが興味をもっていたり、好きなことの中で何かひとつ、深く調べてみる。

あるいはボランティアでも他の方法でもいいので、社会とかかわることをひとつ生活に加えてみよう。その何かひとつは、大きな意味がある。比較されない生き方は、「自分の分野を作ろう」と考えた、そのプロセスに存在するはずだ。そしていつのまにか、人と自分を比較する気持ちがなくなっていることに気づくのではないだろうか。

思い通りにしたいあなたへ

先日、ある方から「ものごとすべてコントロールしたい、自分の思い通りにしたい」という気持ちから脱却するにはどうすればいいんでしょうね、ときかれた。ものごとや相手を自分の思うように動かしたくて、私たちはイライラしたり、そうできないことで怒りや不満がたまるものだから、たしかにこのテーマは人生の重要課題だと思う。

そこで私は、このテーマに対処するには分類とチャート別対策というステップが必要かしら、と考えた。私がふだんかかわるのは、「思い通りにならなくて」ストレスに陥っている方である。進路や結婚に関して息子が娘が希望通りにならない、夫や姑が思い通りにならない。会社の給料や人間関係など、悩みのほとんどはこの種のストレスだ。

そこでまず分類する。これは果たして「変えられることか」「変えられないことか」。次にその中で、自分が変えられることは何か、を考えてみる。変えられることのリストを作り、それを実行していくというプロセスである。

例えば、息子が結婚したいといい出した。その相手について、あなたは賛成できない。しかし息子の気持ちを変えることはできない。思い通りにならない不満と怒りをもちながら、残りの人生をグチと悪口ですごすこともできる。一方で、そのお嫁さんといかにここちよく仲よくすごせるかと、考え方を変えることもできる。

自然環境は変えられない。相手の行動もコントロールすることはむつかしい。病や老い、大切な人との別れ、自分の力では変えられないそうした流れの中で今、自分の心をここちよく生きる方に向けてみたい。

私たちはしばしば、変えられないことを思い通りにしようとして格闘し、逆に変えられることを変えようとせず、不平不満で心を乱す。コントロールできること、できないことを見分けるのは人生の知恵だろう。

気晴らし？　それとも依存？

ふと気がつくと携帯メールをチェックしている、スナック菓子やチョコレートに手を出している。イヤなことがあるとデパートに出かけて買い物をしている。スーパーで食料品を買いこんでうっぷん晴らし、そんな行動はありませんか？たまになら問題なし。誰にでもあるちょっとした気晴らし。しかしそれがパターン化し、固定している場合は、依存への一歩を踏み出しているといえる。

例えば、イヤなことがあると、その根本的な解決をせずにうっぷん晴らしに買い物をする、というパターン。夫とケンカした時、原因となった出来事の解決よりチョコレートをつまみまぎらわす、という行動をしていると、次第にそれがエスカレートしていく。すると次は、チョコレートがないと不安、という状況に陥ってしまう。

甘いものに依存すると、次はその依存をやめようとして「依存をやめる」ことが目的になってきたりする。メール依存も同様。空虚感やさみしさなどをまぎらわそうとして「何か」に頼り、本来向きあわなければならない問題から逃げていると、それが「依存」へと進んでしまう。

「どうなったら〝依存〟なんでしょう?」と、よくきかれる。そんな時には、アルコール依存第一歩の話をする。帰宅してお風呂に入り、冷蔵庫を開けたらビールがない。寒い冬の夜11時すぎ。さてどうしますか?代わりに今日はハーブティーにしようかな、という人もいるだろう。でもビールがないとイライラして怒りがこみ上げ、雨がちらつく中を買いにいくようになったら危険。

依存に陥らないためには、ちょっとした気晴らしで楽しめるか、いつもそれがないと不安になったり、怒りがこみあげることがないかチェックする。さらに、自分が向きあわなければならない問題を先送りにしていないかと、心に問いかけてみる必要がある。

「役割依存」になっていませんか?

「依存」とは何か、と辞書を開くと、広辞苑には他のものをたよりとして存在すること、とあり、インターネットを見ると、それがないと身体的、精神的平常を保てない、となっている。他者やものに全く頼らずに生きられる人はいないので、その行動や思いが「依存」か否かは哲学的論義にもなってしまう。ここでは、「ちょっとわかりにくいが問題の多い」依存について、例をあげて考えていきたいと思う。

43歳のAさんは、20歳のお嬢さんがいる。音楽の分野で子供のころからとても優秀だったお嬢さんは専門の教師について、順調に一流大学に入学した。Aさんはかつては教師をしていたが、お嬢さんが中学に入学した年に仕事をやめ、家庭教師への送り迎えなどお嬢さんの将来のために生活をささげてきた。一流の演奏家になってほしい、という夢をお嬢さんに託したのだ。Aさんは周囲から、「よい母親」

と評価され、自分自身も「よい母親」の役割に満足している。しかしお嬢さんの立場から見ると、母親はありがたい存在である一方、重荷に思えて仕方ない。というのは、本人は、将来演奏家として活躍するより、音楽を子供に教えながら自分の生活を楽しみたいと考えているのだ。母親に対する思いと自分の生き方をしたい思いの葛藤でお嬢さんは体調を崩し、Aさんは落胆し、共に体調を崩すことになってしまった。

Aさんはよい母親だ。お嬢さんを一流に育てるということで、人生を支えてきた。しかしそれは、「お嬢さんの人生」に自分の人生を同化させ、よい母親という役割に依存しているといえないだろうか?「会社人間」といわれる人にもあることだが、その役割をなくしたらいられないという場合は、役割依存といえる。役割や肩書きがなくても「自分自身である」といえる生き方ができること、それはむつかしいかもしれないが大切なことだと思う。

自分で決めよう

最近とても気になることがある。それは、「許可を求めないと安心できない」症候群とでも名づけたくなるような発言と行動だ。

例えば、ある30代の専業主婦の女性は、夫から常々「誰のおかげで食べてるんだ」といわれ、買い物をする時にも許可を得ないとムダ使いだといわれる。実家の母は、仕方ないしがまんした方がいいというが、気持ちが落ちこみ、毎日がゆううつでたまらない。「夫に反論してはいけないのでしょうか」と悩んでいる。

またある40代の女性は、夫が職場の女性にプレゼントをすることに不快な思いをしている。しかし夫は自分にも記念日にはプレゼントしてくれるので仕方ないか、とがまんしている。「夫にひとこといいたいが、それはいけないことでしょうか」と悩んでいる。

「私はこうしていいのだろうか」と悩むのは、決して悪いことではない。しかしそれには手順がある。まず最初に、「私は自分ではこう思う」と、自分を主語にして考える。そして次に「私はこう思い、こうしたいのですが、あなたはどう思いますか?」とたずねる。スタートではあくまで、自分の考えをまとめることが大切だ。

他者に答えをゆだねる、ということは責任も他者にゆだねる、ということ。自分で考え、他者に意見を求め、最終的には自分で決め責任をもつ。その方が潔く、それが大人だ。他者と意見がちがっても、もし自分がノーといいたい場合は、ノーといってみよう。その結果は大変かもしれないが、困難でも自分自身を活かす人生となり、清々しく生きられると思う。

とはいえ、まわりの多数派と意見がちがったりすると、不安になりがちである。そんな時には、今、あなたの住んでいる社会、暮らしている空間よりもっと広い世界の人々の多様なものの考えを知ったり、ちがう職業をもつ人々とかかわったりしながら、自分の生き方について考える時間をもってみる。それが自分自身で、心を後押しできる原動力になる。

もうちょっとやってみたら？

「私って不器用だし向いてないんです」「才能がないですから」仕事や趣味を、こうした言葉と共にやめてしまう方は多い。そんな時、私は「ほんとかなあ、たしかめてみた？」とたずねたくなる。

私はたとえ他人から「あなたは向いていないですね」といわれたとしても、自分でやってみて納得しないと、やめないたち。向いているか、向いていないかなど簡単には判断がつかない。もうちょっと続けてからやめてもいいのでは、と思ったりする。というわけで、長い間続けていることがとても多い。

どう見ても向いていないからやめようかな、と何度も思ったのはジャズだ。リズム感も英語の発音も、ネイティブとは比較にならない。発声自体にも不満足だった。でも、せめてきちんと納得がいく発声だけでもと続けてみた。

数年たち、仲間のミュージシャンに「別の人みたい」といわれるようになった。発音だけでも少しマシにと思って英語のテープをきくようになった。寝る前にきくので、睡眠導入効果の方がまさっているようにも思えたが、それでも数年たつとネイティブの友人に「発音がいい感じ」といわれるようになった。

「もうちょっとやってたしかめてみよう」と思いながら20年。そして先日、大先輩の尊敬するピアニストがいいね、といってくれた。「もうちょっとやってみたら？」は私のポリシーだ。

こういう話をするとすぐ「あきらめないで続けるということですか」といわれたりする。そうではない。あきらめるかどうかでなく「たしかめる」のである。いろいろな角度から、ダメな自分を受け入れつつ何度もたしかめる。

そうしているうちに、自分自身を受け入れられるようになる。すると、うまくいかなくて苦しんでいる他者を受け入れられるようになる。たしかめながら歩む道のりが、やがて自分を変えてくれる。人生が少し豊かになっていく。

「もうちょっとやってみたら？」の言葉を、多くの人にプレゼントしたいと思う。

「いっておいて下さい」症候群

「先生、うちの子にいって下さいよ」「主人にそういって下さい、先生のいうことならきくと思うので」。こういう言葉にはとても困る。そして却下する。しかしカウンセリングの場だけではなく日常生活のさまざまなところで、「いっておいて下さい」症候群にかかっている人のなんと多いことだろう。

例えばスポーツクラブ。マシーンにすわってスマホのメールに夢中で、何分もマシーンを一人占めにしている人がいるのに、係員は見て見ぬふり。他の人もマシーンは使いたいものの、自分で声をかけるのはイヤで私のところにやってくる。「ねえ悪いけど、あなたいっておいてくれないかしら」。どうして自分で伝えないのだろう。

私が嫌いなことのひとつは、「自分でいわない。人にいってもらう。後で、あの時はがまんした、などとグチをこぼす。直接本人にいわずに、まわりの人にいう。匿名の場で陰口をいう」という一連の行為。自分には火の粉がかからないようにしながら、ものごとを自分の思うようにしようとするのが特徴だ。安全かもしれないが、生き方の「美しさ」や「潔さ」からはほど遠いと、私は思う。

自分の発言に自信をもち、たとえ火の粉がとんでこようとも立ち向かうという姿勢とタフさをもってほしい。というのは、自分の気持ちや意志をはっきりと伝え、表現していくことは、自分らしく生きることにつながっているからだ。そうしたことで波風が立った場合は、それをおさめたり、時によってはぶつかったりしながら相手との関係を築いていくことで、自分自身を成長させることができるのだ。

もし、いってもきいてもらえないなら、きいてもらえるような工夫をする必要がある。自分でできる限りの努力をしてからならまだよいけれど、この症候群は、最初から自分で答えを出すことを放棄していることが多い。家庭内がそんな状態ならどうなるか、とこわい気がする。戦争はイヤだ、と「あなたいっておいて下さい」なんていうことにならないといいが、などと思うこのごろだ。

心のクセ

あらためて年齢ごとの変化と心のあり方をふり返ってみると、幼さからの脱却は、知識と知恵を得て、社会性を身につけていくことからはじまる。人は自分だけでなく、周囲とかかわりながら生きていく。生まれた時はまっ白だった心に、さまざまな価値観や考え方が植えつけられる。親から受け継いだもの、生まれ育った社会がもつものもあるだろう。それらは生きていく上で必要なことでもある一方で、邪魔になることもある。

成長するごとについてしまう「心のクセ、思考回路のクセ」は、心のブレーキともいえる。例えば、「一度でも失敗したらもう終わり」とか、「結婚しない人や子供のない人は一人前でない」とか、さまざまな歪んだものの見方や思いこみで、人はストレスを受け、心を疲れさせてしまう。自信をなくし自分はダメ、と落ちこんだり、逆に、あの人はダメ、と他者を否定したりする。

人にレッテルをはってしまうことも、いつも最悪のパターンを想像してしまうことも、先の先まで考えてゆううつになるのも、意識していないかもしれないが、大人になる過程のどこかで身につけた心のクセといえる。

そこで提案である。ついてしまった心のクセを見直して、不要なものは少しずつ捨ててみよう。すると、成長は成熟に変わっていく。

私自身はこの数年、心を縛るさまざまな鎖から自由になってきた。「女性は若く美しくないと」という社会にある考え方、「研究者は論文の数の多さで評価」という医学界の考え方、「おとなしくにこにこしているのがやさしい人」という見方などなど。そうしたものの考え方や、それらによって他人から評価されることで落ちこむ心のクセから自由になるのは、成熟し自由な心をもつことでもある。死ぬ瞬間に新しい心でいられるために、心のクセをなおす習慣をはじめよう。

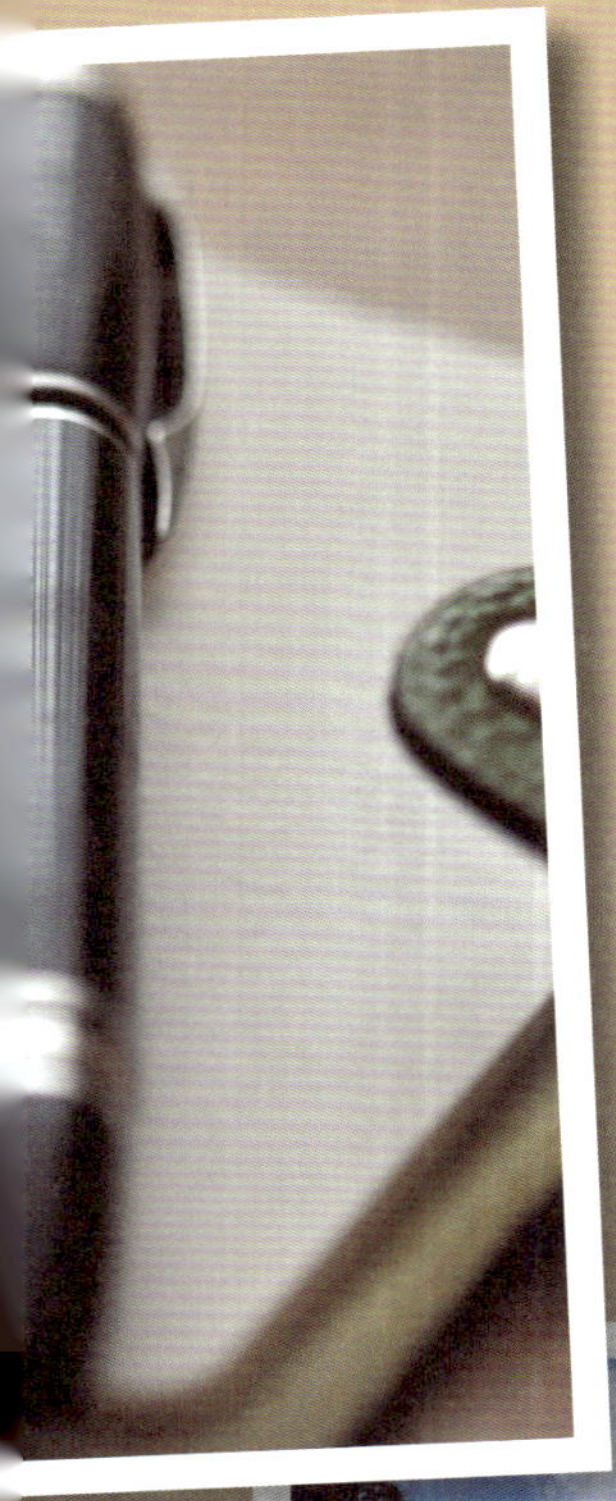

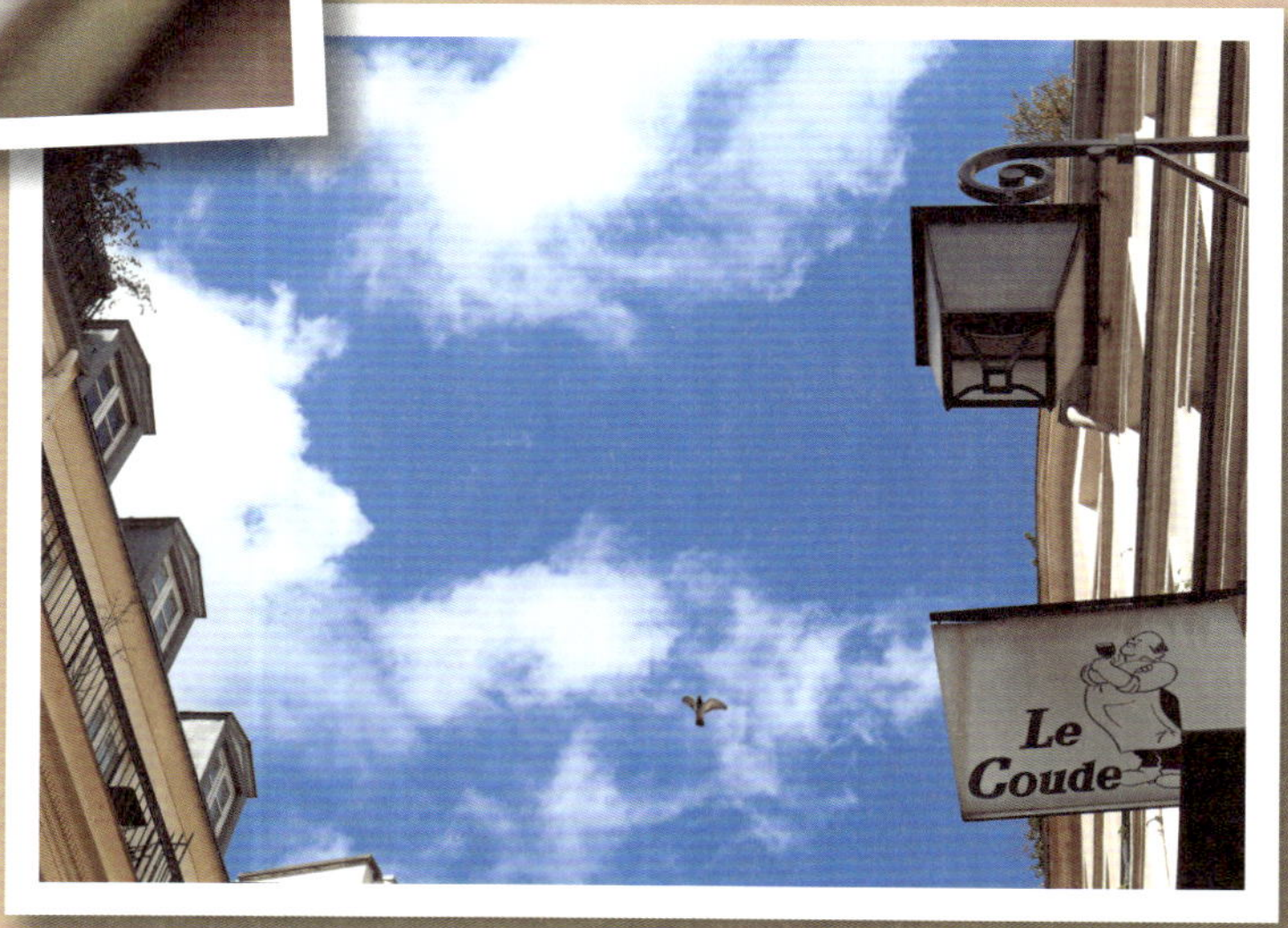
Le
Coude

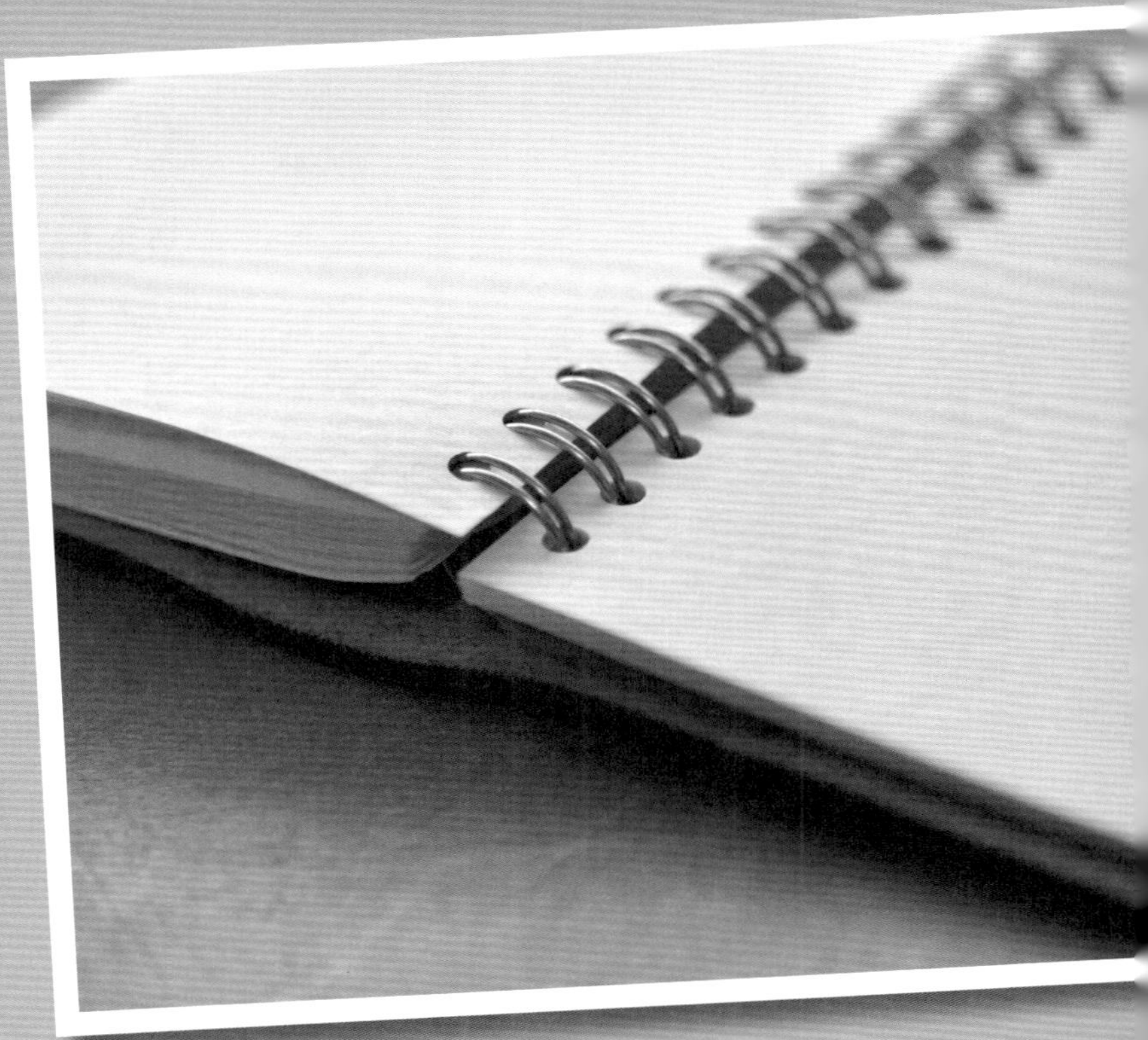

第3章

あなたらしく休息を

休暇のとり方

「もっとがんばらなくちゃ」と、休みをとらず働く人がいる。一方、「休みは大事ですよね」と宣言して、しっかり休む人もいる。あなたはどちらですか。

前者はほとんどが、「もうそんなにがんばらないで休んで下さいよ」と声をかけたくなる人の言葉だ。後者のおよそ半分は内心、「もうちょっとがんばってもいいんじゃないかしら」と思う人の言葉。そして多くの方は、当然とっていい夏休みにも、「すみません、休ませていただきます」と小声でつぶやきつつ休暇届を出したりする。どうしてでしょうね、私たちが休みに対して罪悪感をもつのは。

おそらくはイメージの問題なのだろう。休むすなわちサボる、というイメージが伝統的に受け継がれ、心にしっかり定着しているような気がする。例えば病院の医師の場合、不眠不休で仕事をするのが、いまだに立派で当たり前という風潮が根強い。当直あけも続けて勤務するのは一般的だし、外来でも朝8時すぎに診察をはじめて、お昼をとらず午後3時ごろになることも普通なのだ。でもこれ、こわくないですか。不眠不休で仕事を続けたら、判断力も集中力も低下する。深夜バスの運転手さんが不眠不休で運転するのと同じくらい、危ないと思う。

仕事はすべて同じで、医療にしてもバスの運転にしても、デスクワークにしても、いい仕事をするには十分な休みが必要だ。大変な仕事をしたら、それ相応に休まないと、あとの仕事ができなくなる。スポーツ選手が、練習と試合をしたら筋肉を休ませる必要があるように、私たちも使った体、心、神経を休ませることが不可欠だ。

その際大切なのは、自分が酷使した部位と程度を考えて、必要な休みがどれぐらいかを考えることだと思う。筋肉主体で働いた人もいるだろうし、体は動かさずに神経をすり減らした人もいるだろう。働いた部分は休ませ、動いていない部分を活性化するような休暇をとろう。

人と同じでなく、自分だけの休暇処方箋は大人の知恵である。

計画、それとも気分？

日曜の昼下がり、食料品の買い出しの途中で車に戻ろうとすると、さわやかな風が肌をなぜた。暑くもなく、寒くもない。一年に何日もないような陽気。思わず深呼吸をして、広場のオープンカフェをながめた。ほとんど人がいない。静かでひっそりとした雰囲気だ。

「あー、ここで一杯カフェオレにしたいなあ……」

忙しかった週の締めくくりができそうな気がした。一人だったら間違いなくカフェにすわっていた。でも、すべてに計画性を重視する家人が車で待機している。

「ちょっと途中でお茶飲んでから、買い物の続きしない？」ダメもとで提案したが、やはり却下。家人にいわせると買い物の時間が足りなくなると困る、駐車場に車を入れると出口方向が行き先とあわず遠回りになる、ということだった。運転をしてもらっていることもありあきらめたが、実は今もあの昼下がりに逃したカフェオレへの郷愁を感じている。

計画や動線に従って行動するのは効率的で経済的、その時の「気分」に従って計画を変更するのは非効率的といわれる。しかし一方で、「今、この時」を大切にするには、気分に耳をかたむけるしかない。

先日やっと手に入れた一日の休みでちょっとした「今、この時」を味わった。締切が重なった日の午後、沖縄にとび、夕方ついてひと泳ぎし、夜は一人で地元料理、深夜に原稿を二本仕上げて送り出し、翌朝帰る、という旅だ。せっかく飛行機代を払うのだからもっといないともったいない、という人もいるだろう。しかし私にとっては、「今」この日に海を見たい、という強い思いがあったのだ。多分東京にいたら、この原稿は書けなかっただろう。

計画も大事だが、気分も大事。どちらかにかたよりすぎず、「ほどほど」から「ちょっと気分より」で生きていたい。

のび縮み

一日中診療があり、すわりっぱなしの姿勢ですごした日の夜、ジムでストレッチをした。あ、なんて気持ちがいいのかしら、と思った。その後、プールでひと泳ぎした。ひんやりとした水がここちよく幸せな気分になり、またしても、なんて気持ちがいいのだろう、と思った。体の緊張がゆるんでいく時のここちよさはなんともいえない。その時、これは一日中集中し、緊張し、体が縮こまっていたからこその爽快感だということに気がついた。

体も心もゆるめてリラックスするのはいいことだ。だが、いつもいつもゆるんでいると、そのここちよさは薄れていく。緊張したり集中したり、一生懸命何かをするのは素敵なことだが、いつもそうしていると、身も心も縮みすぎて、気分が悪くなる。

心や体がのび縮みできるライフスタイルが、人を幸せにするのではないか、と思う。何かに向かって集中し、がんばっていくそのプロセス、つまり縮んでいく経過と、逆にゆるんでいくプロセス、心や体の隅々から不安や緊張をとり去っていく経過を実感することが、ここちよさと充実感をもたらしてくれるのだと思う。

毎日、決まった生活の流れの中で、心が停滞してしまうことがある。無理をしていないのに充実感もない、と感じた時は「のび縮み」について思いめぐらしてはどうだろう。

安定する、という言葉には、決まった状態で動かないことというイメージがある。しかし辞書によると、物体に少々の変化を与えても、もとの状態に戻ろうとする性質との意味もある。私は、人間の「安定」とはそういうことではと思う。

暑かったり、寒かったりする季節の中で、汗をかいたり、体を震わせたりして体温を保ち、息を吸ったり吐いたりして体に酸素をとり入れ、緊張したりゆるめたりしてバランスをとり戻す。この動きが、生きるということ。いいことやイヤなことの中で、心と体をのび縮みさせることに意味があるような気がするのだ。

楽しみは人それぞれ？

２０１６年12月、いわゆるカジノ法案が可決されてカジノ開設に向かって進んでいるという報道を、あ然としながらきいていた。ニュースでは、カジノに勤務予定の人たちが、「カジノ先進国」であるシンガポールに研修に送り出される様子や、すでに巨額な収益をあげているシンガポールの施設が映し出されていた。カジノに併設された地上１００メートルを超える屋外プールは、世界的に有名で観光客も多いらしい。「こういうことが楽しい人たちがたくさんいるんだなあ」と、不思議かつ釈然としない思いで、40年ほど前に出かけたシンガポールの、清潔でありながら自然のままだった街並みや、湿った空気に混じる香辛料の香りを思い出した。

私の足元で、猫がパンの袋をとめていたビニールタイを、前足でもち上げたり、後足でけったりして遊びはじめた。私がうっかり床に落としたのだ。もう10歳をすぎているのに、それひとつで実に楽しく遊んでいる。

そんな姿を見ながら、何が楽しいかはその人を示すのだなあと考えた。カジノでお金をかけてヒリヒリするような緊張感を楽しいという人もいれば、猫のように、自分の身のまわりの何かを楽しみに変えていく人だっているに違いない。

以前スポーツクラブでマッサージを受けた時、女性の施術者に私のスケジュールを話したら、「え、そんなに忙しいなら、楽しむ時間なんてないですね。お笑い番組を見てワッハッハと笑うような時間がなくて、つまらなくないですか？」といわれ驚いたことがある。私はテレビのお笑い番組を楽しいとは思わないから。

何が楽しいかは人それぞれ。自分とちがう人の楽しみを否定する気はない。ただ、海辺にすわり、空を見上げ、そのひとときを楽しむような時間が、みんなにあるといいなと思う。

よい眠りのために

よく寝られたな、とすっきり起きた日は一日中元気にすごせる。心が不調になると寝つきも悪いし、もっと寝たいと切実に思うけれど早朝に目覚めてしまったりする。だからこそだろう。私たちには完璧睡眠願望があるようだ。きちんと睡眠がとれれば病気にならないと思ったり、8時間寝ないとダメとイライラしたり。こんなに睡眠を気にする生き物は人間だけではないかと思う。

睡眠導入剤や安定剤などを6種類ほど服用している男性がいた。他医で処方されもう10年以上必需品になっており、処方したドクターが定年退職したので私に処方してほしいという。私は薬の多用には反対なので、話をきいた。その方は夜10時半にはベッドに入る。薬を服用し寝つく。しかし夜中にトイレに起きる。その後、薬を飲まないと朝6時に起きてしまう。それが許せないのだそうだ。

その方は10時半から6時半まで寝続けられる処方を求めているのだ。薬を多用するより完璧願望を少しゆるめた方が、心の健康にはずっといい。

あなたはいかがですか。「寝なくちゃ病気になる」と思いこんでいませんか。

多くの場合、不眠の背景にあるのは体の疲労と頭の疲労のアンバランスだ。デスクワークや、車での移動が多い現代人には、アンバランスが起きやすい。よい睡眠へのスタートは体を動かしリラックスさせることだ。

寝室の環境も大事なポイント。よく風を通す。シーツや枕カバーは清潔にする。パジャマは着ごこちのよいものを。私は体が泳ぎそうな大型のTシャツと、ゆるめの部屋着のパンツで色やプリントの楽しいものを組み合わせたりする。寝る前はテレビやパソコンの画面を見ない。コーヒーならデカフェイン、またはカモミールティーを。ベッドに入る前に足浴をしたり、枕もとにラベンダーのサシェを置く。しかし何より大切にしているのは、「お疲れさま」と足をマッサージし、同居猫の頭をなでゴロゴロと機嫌のいい声をきくことかもしれない。

その日の心の疲れやゴミをとる、という思いで深く呼吸をし、眠りにつこう。

ロストバッゲージ

旅をすると、さまざまなトラブルが起きる。そのひとつがロストバッゲージ。飛行機の乗り継ぎの頻度と比例して、荷物が行方不明になる。私は島が好きで島の写真を撮りに出かけることが多かったが、これまでで一番壮絶なロストバッゲージは、アフリカのカーボベルデ共和国でのそれである。カーボベルデ共和国は、アフリカ大陸にある国ではない。ダカールから数百キロ先の大西洋にうかぶ10の島と8つの小島からなる島国である。

この国に行くために、まずパリのカーボベルデ領事館を探しビザをとり、次にポルトガルにとんでカーボベルデ行き飛行機のチケットを入手し、やっと飛行機に乗りこんだのはいいが、途中で乗り継ぎになった。トランクだけでなく手荷物も貨物室へ預けてくれ、という。飛行機はとても小さくて手荷物を置く場所もない。身につけるウエストポーチだけにするようにといわれ、仕方なく首からカメラ2台をぶら下げ、ウエストポーチにフィルム40本とパスポート、さいふ、Tシャツ1枚を入れて、あとはすべて預けて首都プライアに向かった。数時間のちについた飛行場は、赤土とじゃりで滑走路もない。ターミナルは、窓枠だけで素通し、木造のカウンターがひとつ。しばらく待ったがトランクも手荷物も届かない。

私はアフリカの島国にTシャツ1枚でとり残されたのだった。日焼け止めも薬も着がえも何もなし。1枚のTシャツを海水で洗っては着る、という毎日だったが、1週間後に荷物が届いた時には、もう何もなしでも何とかなる状態に適応していた。トランクも手荷物もない、とわかった瞬間、この島にきた目的を思い出したのだ。写真を撮ること。そのことに集中した時、そして自分が必要なものだけを求めた時、不思議に食べ物や衣類は青空マーケットで手に入った。

ふだん私たちは荷物のことばかりに意識が向いている。荷物がなくても目的に意識を向けると、けっこうさわやかに生きられる。旅は人生と似ている、と思う。

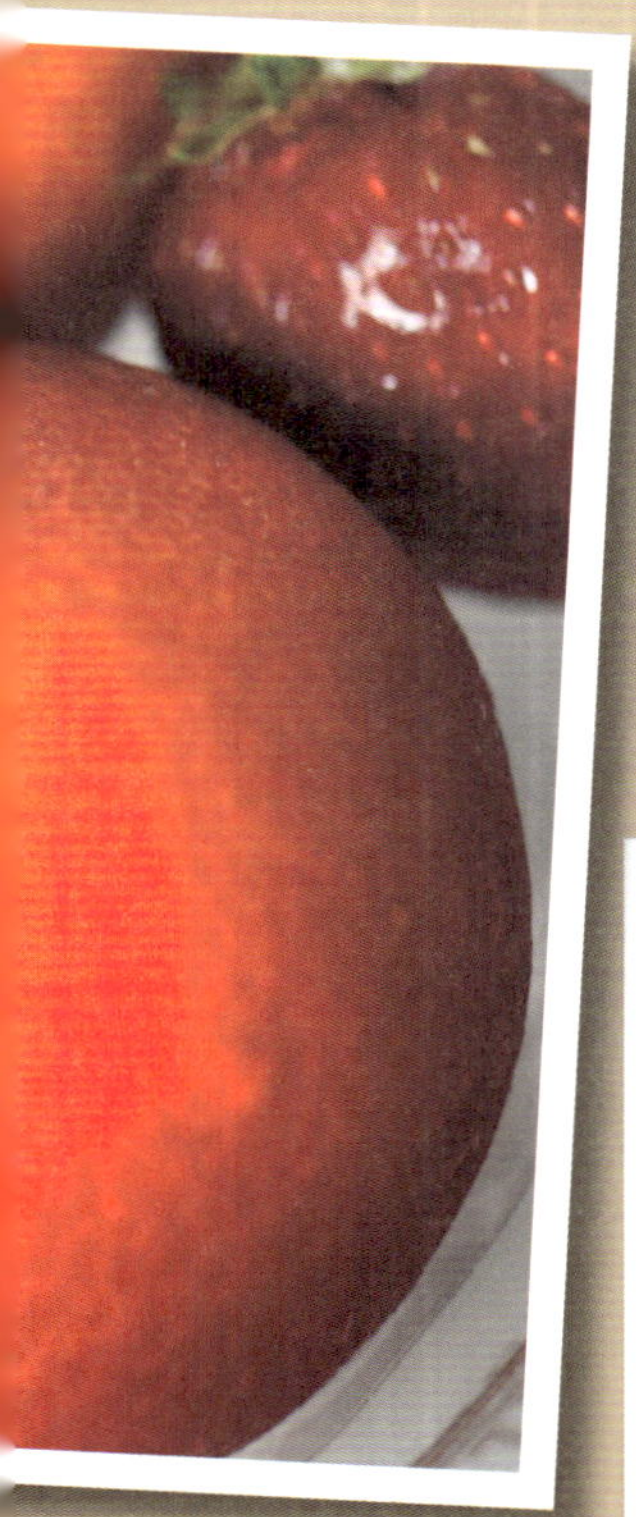
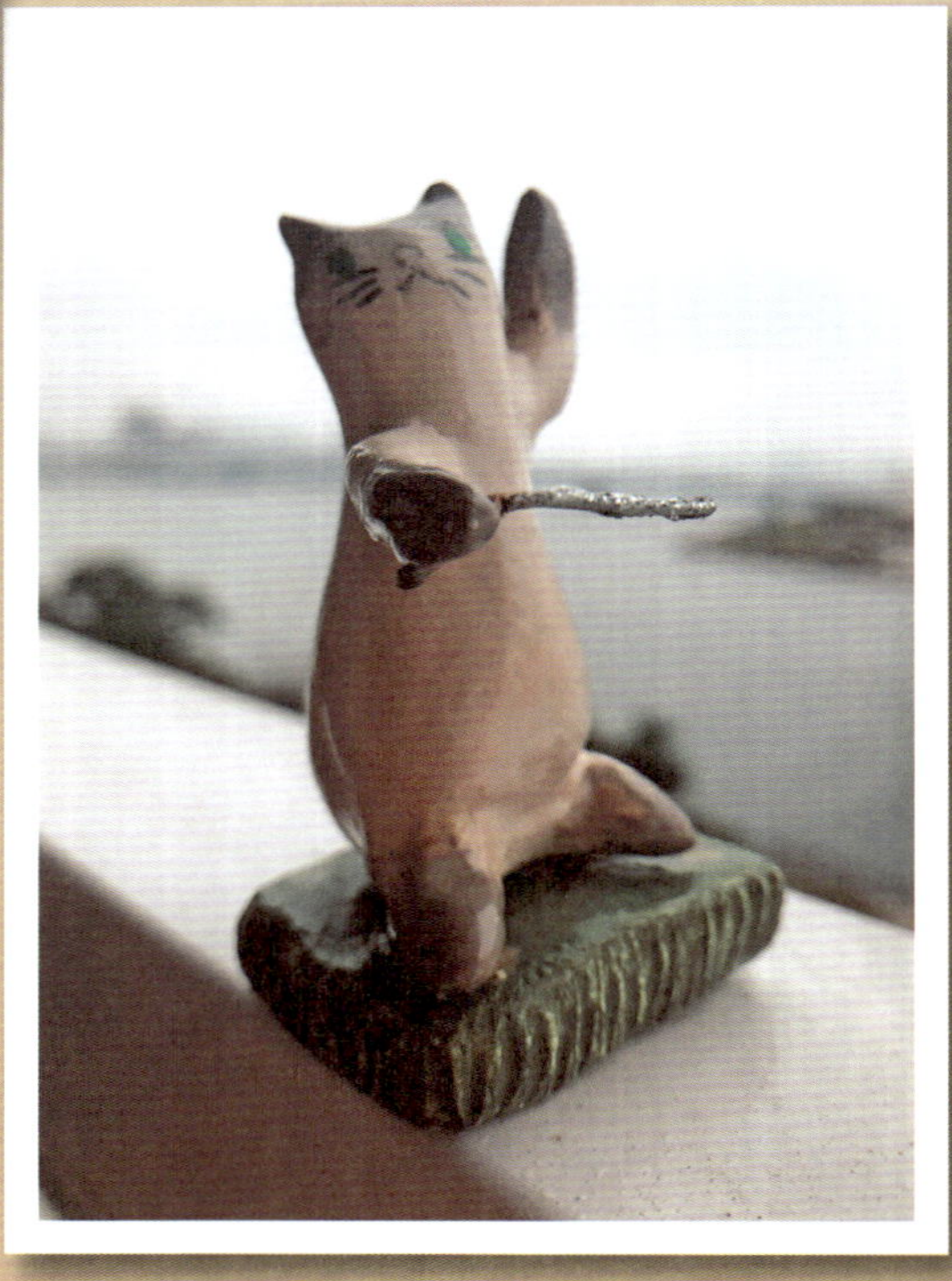

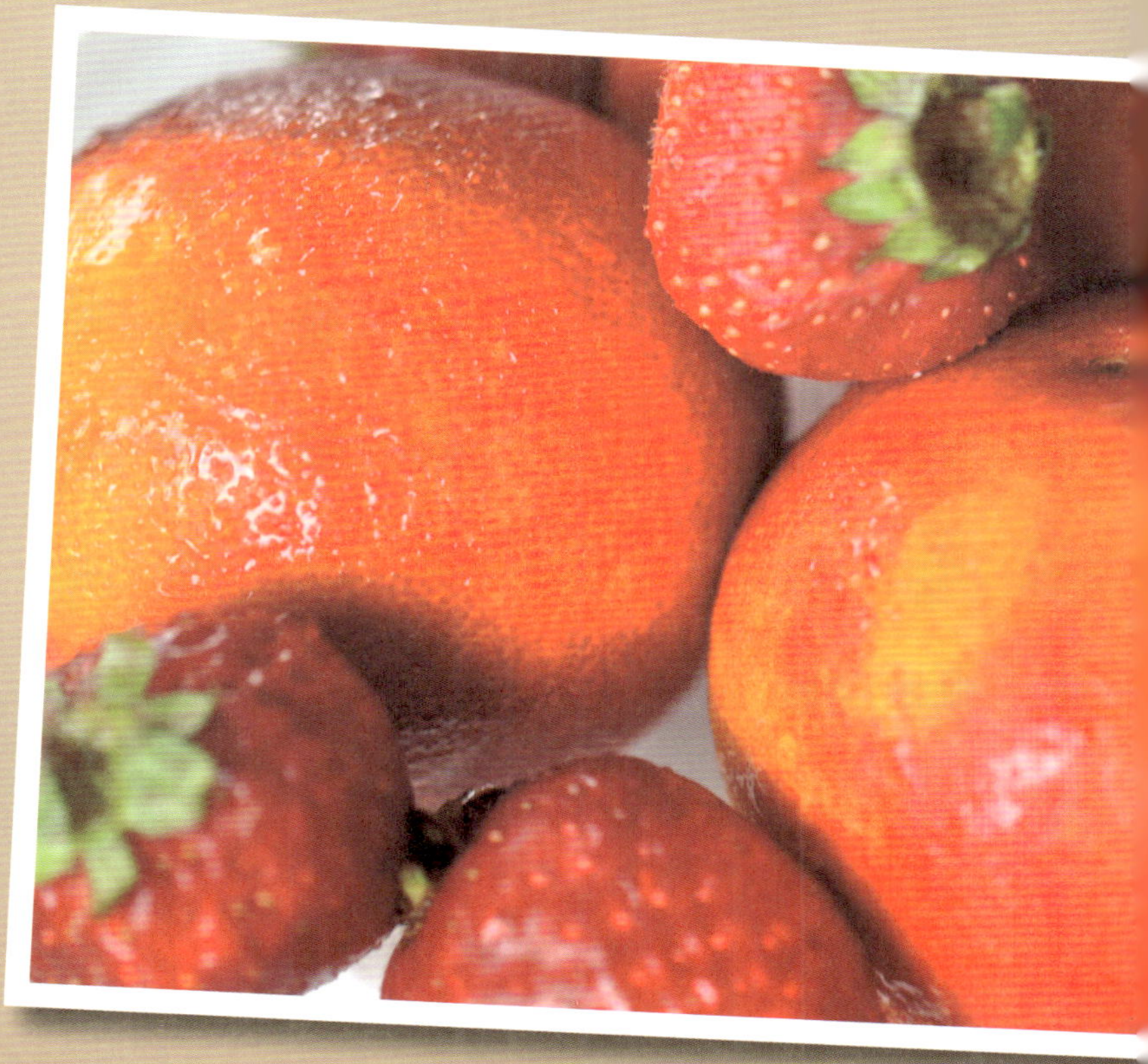

第4章

ネガティブ気分をリセット

ひとつ手放してみませんか？

「手放す」という言葉、なんていい響きだろう。私の大好きな言葉で、さまざまな場面でよく使う。「捨てる」のでも「やめる」のでも「がまんする」のでもなく、ものごとを「手放す」と心がふっと軽くなる。

例えば、怒りがこみあげてきた時。怒りをおさえよう、としても成功しない。まぎらわそうとすると、やけ食いや衝動買いになりがちだ。怒りをそのまま誰かや何かにぶつけると大トラブル。

そんな時、できるだけの対処、つまりきちんといいたいことなどを伝えたら、残っている怒りは心の中でパッケージにまとめる。そして、それを心からとり出して、風船につめてとばしてしまう。どんどんとんだ風船が、大気圏から出てパンと割れ、怒りの結晶はキラキラ光る星に……などとイメージすると、心が澄んでいく。イライラや嫉妬、イヤな人にいわれた冷たい言葉に傷つく思い、そうしたものは心の中の風船につめ、風にのせて手放してみてはどうだろう。

怒りや嫉妬だけではない。子供や夫に対する執着、こうあってほしい、こうあるべきなのに、という人や自分に対する思い。思い通りになってほしいものごとなど、いつのまにか抱えこんで心を占めているものを、ひとつ手放すと楽になる。

大好きな人が心変わりした時、お気に入りのアクセサリーをなくした時、おさいふをなくして落ちこんだ時、ちょっと手放してみる。どこかに消えてしまったものの、どこかに行ってしまった人も、もし自分に必要ならきっと戻ってくる。もし、戻ってこなかったら、もうそれなしで生きていける自分なのだ。

つらい時、そういえばいつもそんな風に、いくつかを手放し進んできた。これからも手放すことをこわがらず生きていきたい。みなさんも一緒にいかがですか。

「いいところを見つける」習慣を

「最近、評価されなくてイヤだ、という人多くない？」

ある会でこんな発言がとび出して、みながそうだよね、と納得することがあった。10人ほどの女性の討論会で、それぞれ異なる分野で仕事をしているのだが、「評価されたい」症候群の人たちが、どの分野でも多いことがわかった。

「認められなくてつらい」という悩みは診療の場でも頻繁にきくし、その悩みのために心のバランスを崩したり、評価されようとがんばりすぎて、過剰適応状態からうつに陥ったりする人もいる。こうした悩みに対して、「認められなくたっていいじゃない」「気にしていたらやってられない」などという人もいる。しかし、そういう人は、周囲から認められている人だったり。

さて、では「評価されない」悩みをどう克服するか。まず逆に、自分自身が評価している人がどのくらいいるか、と思いめぐらすことがスタートだろう。全面的に評価している相手は、ほんの数人いればいい方ではないだろうか。

　でも部分的に、あの人のああいうところはいいね、あの人のこういうところは素敵、ということは多いと思う。家族でも、職場でも、かかわっている人の中で、この人のここが好き、と感じた経験はあるだろう。

　それでいいのではないかしら。だから、あなたもどこかひとつ、何かひとつ、キラッと光るところを作ってみては？その部分に磨きをかけるように、努力してみてはどうだろう。

　もうひとつ大事なことは、人のいいところを見つけたら、「いいね」と表現してみよう。それは、相手が自分の気づかない部分に目を向けるきっかけにもなる。それが自分にとっても相手にとっても、周囲の人のいいところを見つける心の習慣になるはずだ。

90秒システム

気分をリセットさせたいと思うあなたへ、ひとつ興味深い情報をお届けしたい。「怒りから心を解放するためのヒント」だ。

一度怒るとだんだんエスカレートする、思い出してはまた怒る、ということはありませんか。それはなぜかというと、脳が怒りを選んでいるからだといわれる。少しわかりにくいので説明しよう。

アメリカの脳科学者ジル・ボルト・テイラー博士によると、カッとなると、脳内化学物質が放出される。でもそれは約90秒で消える。つまり、怒りによって生じた化学物質で生理的な反応が起きても、その影響は90秒。それをすぎても怒り続けるのは、「怒ることを自分で選択している」というわけだ。

カッとして、自分でどうしようもないのは90秒。それならその間は、どなったりさわいだりしないで、ヨガの鼻呼吸などをためしてみる。呼吸に集中して、深くゆっくり大きく息を吐き、そして吸う。時計をながめて90秒をやりすごす。それでもまだ怒りたいなら、それは「自分が怒ることを選んでいるのだ」と考える。いかがですか、まだ怒り続けたいでしょうか。

この「90秒システム」を知った時から私は、カッとした時、ひそかに秒針をイメージしながら心の動きを観察したりしている。

たしかに最初の数秒は心臓がドキドキし、アドレナリンが出ていることがわかるのだが、次第にそれがおさまってくる。つまりカッとした時にすぐ行動せずやりすごすと、落ちつきをとり戻し、気分をリセットできるのだ。怒りの気持ちを表現するのは、それからでも遅くはないはずだ。

同居している猫たちを見ていると、背を丸めてニャーと怒っても、数秒後にはケロリと気分をリセットしている。天性の能力だなあ、などと感心しながら、今年は「怒りから心を解放しよう」とあらためて思っている。

心のもやもや「うらやましい」病

今回は、もやもやした心の原因を探り、もやもやとどうかかわるかについて考えてみよう。もやもやの原因はたくさんあるが、代表といえるのは「羨望」だろう。「うらやましい」「どうしてあの人が……」と感じる時、私たちの心はもやもやしはじめる。

「うらやましい」病がはじまると心の中は落ちつかなくなり、くやしさが渦巻くのは誰しも経験があると思う。困ったことにこの病は、心を前に向けることを妨げ、停滞させる。くやしくって何も手につかない。そんな病とは、なるべく早くさよならしたいものだ。

では、どうすればいいのだろう。まず「うらやましがるのはやめよう」と無理しないことだ。他人がうらやましくなるのはみな同じ。その気持ちが渦巻く前に、素早く立ち直ることに焦点をあてよう。「今の自分」に満足していない時、その思いは強くなる。「いいなあ、あの人は」と思ったらすぐに、「今の自分をここちよくするために何をしよう」と考える。他人への羨望に向かうエネルギーを、自分の生活や人生の充実という方に向けてみよう。

私自身も、若いころは人がうらやましくなることが多かったなあ、と思う。しかしカウンセリングでさまざまな方とかかわる中で、「楽なだけの人生はない」と、身をもって知ることができた。みなそれぞれ、自分の人生の課題や悩みをもって生きている。人のことは「楽なように」見えるだけ。みんな大変なんだということがわかると、人に対するやさしさや思いやりが生まれ、羨望は消えていく。心のもやもやを払い、心軽やかに進んでいこう。

やわらかな猫の心

私はこの30年ばかり、猫と同居している。今は3代目、4代目の2匹と一緒だ。猫が好きという以上に、猫は私にとって人生に欠かせない友なのだ。世の中には猫好きも多いが、逆に、大嫌いという人もけっこう多い。犬はこわいという人はいるが、大嫌いという声はあまりきかないかわりに、猫はこわいという人は少ないが、憎悪するほど嫌う人もいる。

さて、わが家ではお客様や宅配便の配達、電気などの定期点検にくる人は当然、猫と対面する。この時の反応がとても興味深い。約20パーセントは、アレルギーといえるほどの猫嫌い。口にはしないが、「部屋に猫がいますから」と告げた時の「かたまり具合」で緊張が伝わる。

一方で猫は、来訪者がどのくらい自分たちの種族を嫌っているかを感じとっている。そして、さっさとベッドの下あたりに避難する。逆に猫が大好きな人がくると、出てきてあいさつをする。

しっかりと相手を見きわめて対応する猫。お見事だといつも思うのは、自分たちを嫌う人に対して、決して攻撃したり非難したりするような素振りがないことだ。「そんな人もいるよね」「そんなこともあるよね」「でも嫌いな人がいても、自分の価値が否定されるわけじゃニャイよね」と。

この柔軟性はいいなあ、と思いつつ、人間とはずいぶん分ちがうと思うのだ。人間は、自分とあわない人や異なる人に、ネガティブなレッテルをはりがちだ。みんなに好かれないと不安になったり、自分の価値が下がったりするように感じる。しばしば自分の嫌いな相手に、攻撃やいじわるをする。わが家の猫を見ていると、気があわなくても、別の場所に離れて、必要以上に争わないように見える。

あわない相手とどうかかわるか、自分を否定する相手とどうかかわるか。猫の柔軟性はヒントになるなと思う私は時々、憲法9条は猫の視点だな、と考えたりする。

「ああ、そうだよね」

心理学専攻の学生に「カウンセリングで大事なことは？」とたずねると、即座に「傾聴と共感です」という答えが返ってくる。というものの、その学生が授業中にメールをしたり隣とヒソヒソ話しているのを見ると、知識と実践とはちがうものだなあ、と実感する。

カウンセリングだけでなく、人と人とのコミュニケーションで大切なのは共感だろう。ところがこれが非常にむつかしい。とくに家族や友人など親しくなればなるほど、距離感と反比例してむつかしさが増す。自分の意見やものの見方を、つい相手におしつけてしまうからだろう。

こんな話をきいた。更年期を乗りきったAさん。目尻のシワが気になり出した。老眼が進んで陽射しもまぶしく、仕方なく眼鏡をかけるようになった。ある日曜日、久しぶりに髪を美容室でカットしてもらったけれど、何となくしっくりこない。やっぱり年だなあ、と気落ちしながらタクシーに乗ったら、運転手さんが「お客さんは、眼鏡がよく似合いますね」。びっくりして「眼が悪くなったので」と答えると、ごく自然に「眼がきれいな人は眼が悪いというのは本当なんですね」と。ちょっとうれしくなり、その会話を夫にしたら「タクシーの運転手もリップサービスしなくちゃならないから大変だなあ」と一言。とたんに気分がブルーになったという。「ああ、そうなんだ、よかったね」そんな夫の一言があったらどんなにうれしかっただろう、とAさんの気持ちを想像する。

こんな話もある。会社の人間関係でぎくしゃくしてしまったBさんは、夫にちらりとその話をしたところ「イヤならやめれば」。これまた共感とはほど遠い答え。「ああ、そうなんだ」「ああ、そうよかったね」「ああ、そう、大変なんだね」こんな簡単な言葉、それなのにきちんと思いをこめて使える人がどのくらいいるだろう。喜んでいる人の心にそっとよりそい、悩んでいる人の心と、心を通わせる。ああ、そうだよね。あたたかく、心をこめて使いたいものである。

心の宝石箱

仕事の帰りに歩きながら、木の葉が揺れるのを見ると、景色とは何の関係もないのにふっと思い出すことがある。

東北の講演会で会った女性の微笑み、飛行機でもの入れから重い荷物をとり出すのを手助けしてくれた年配の男性、「こっちですよ」と道案内してくれた九州の若い女性の軽やかな歩き方。朝、時間がなく、空腹のまま空港へと乗りこんだタクシーの運転手さんが、「それなら食べていきなよ」と袋ごとわたしてくれた地元のみかんの香り……。

ふだんは忘れているようなささやかな思い出が、時々「しまっておかないで出して下さいよ」といっているよう。そのささやかな思い出というのは、見返りを求めない、ごく自然なやさしい気持ちや、心配りを受けた記憶。現実の忙しさからちょっと脱け出した瞬間に、思い出す。

私はそうした「小さな親切」の入った宝石箱のふたを開けて、思い出しながらすごすのが好きだ。心がすっと浄化され、不思議なことに「ありがとう」とつぶやくと、日常の怒りやイライラが消えているのに気がつく。

怒るのをやめようとか、いらだちをおさえようなどと必死になるより、心の宝石箱のふたを開けると、ずっと簡単に心がきれいになる。そして、自分がこれまで生きてきた道のりの中で、見知らぬ人からどんなにたくさんの親切をもらってきただろうと、感謝の気持ちでいっぱいになったりするのだ。怒っている自分より、ありがとう、とつぶやくことができる自分の方がずっといい。

誰でもみな心に宝石箱をもっているはずだ。でも日常生活のあわただしさの中で、ふたを閉めている。時々、木々をながめたり、月を見上げたり、風を感じたりした時、宝石箱を思い出し、ふたを開けてみてほしい。

それは、何ともいえない幸せな時間を運んできてくれるはずだから。

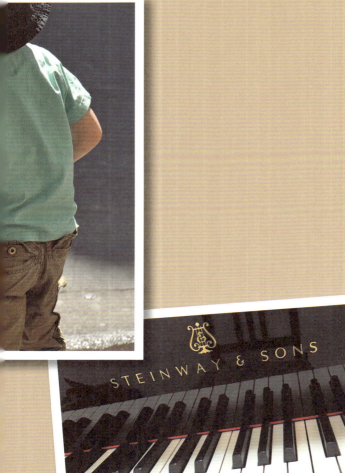

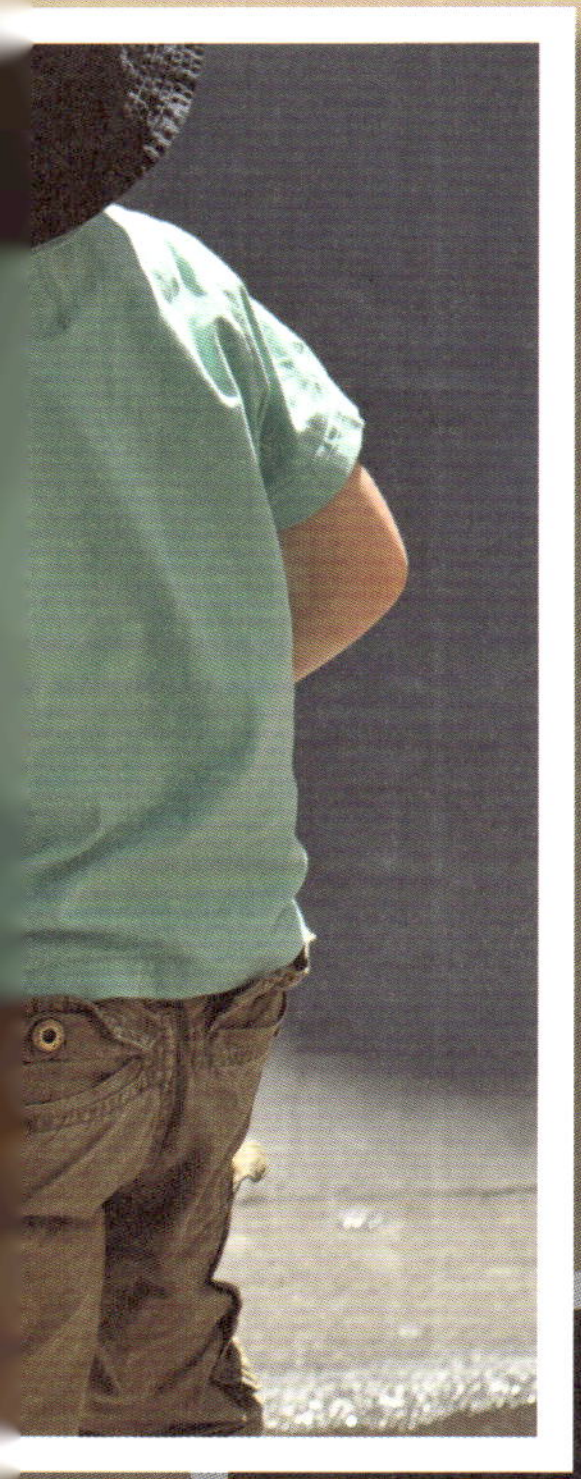

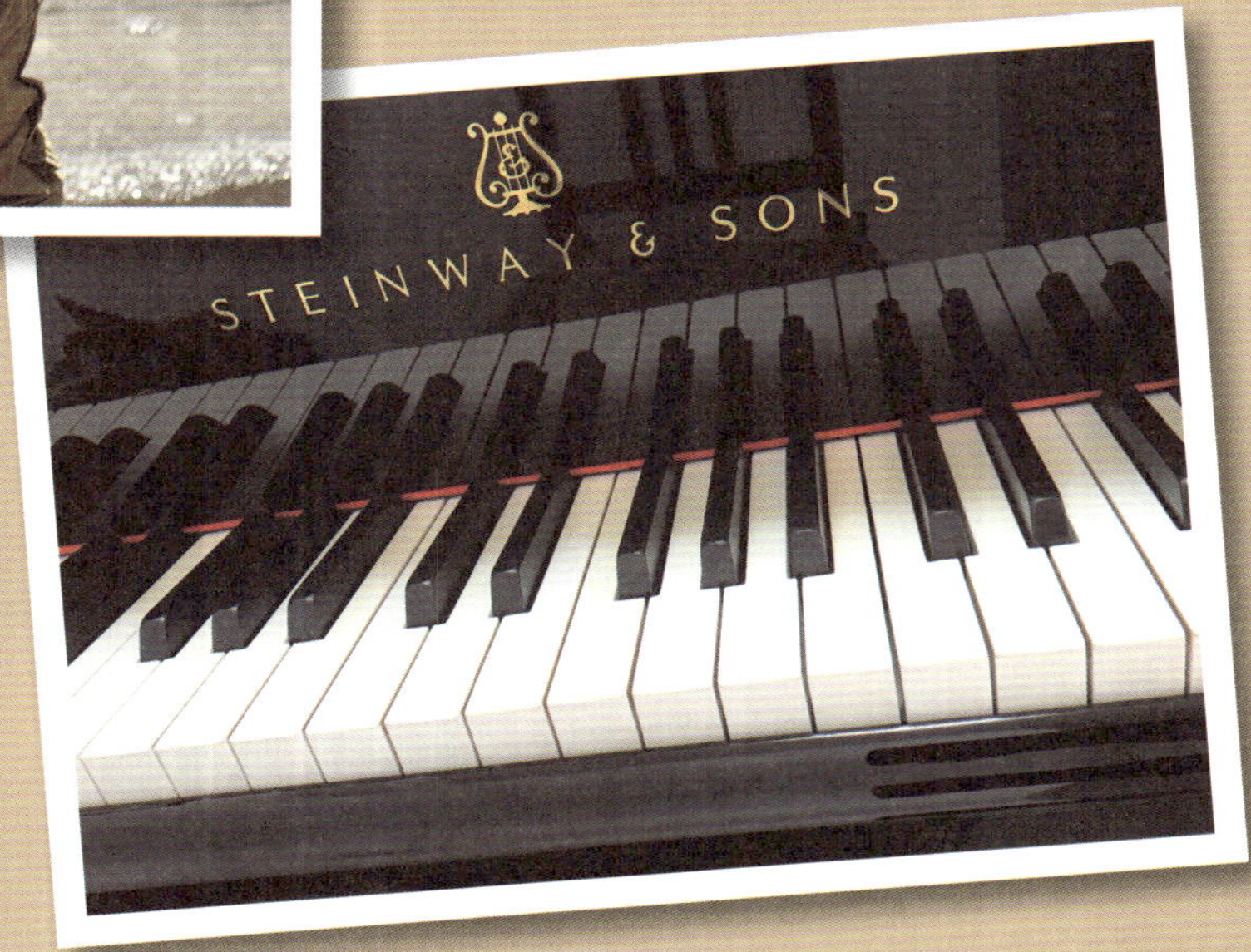
STEINWAY & SONS

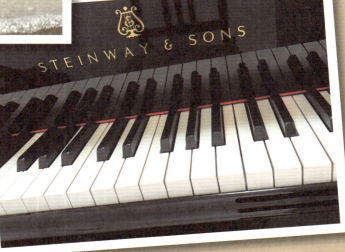

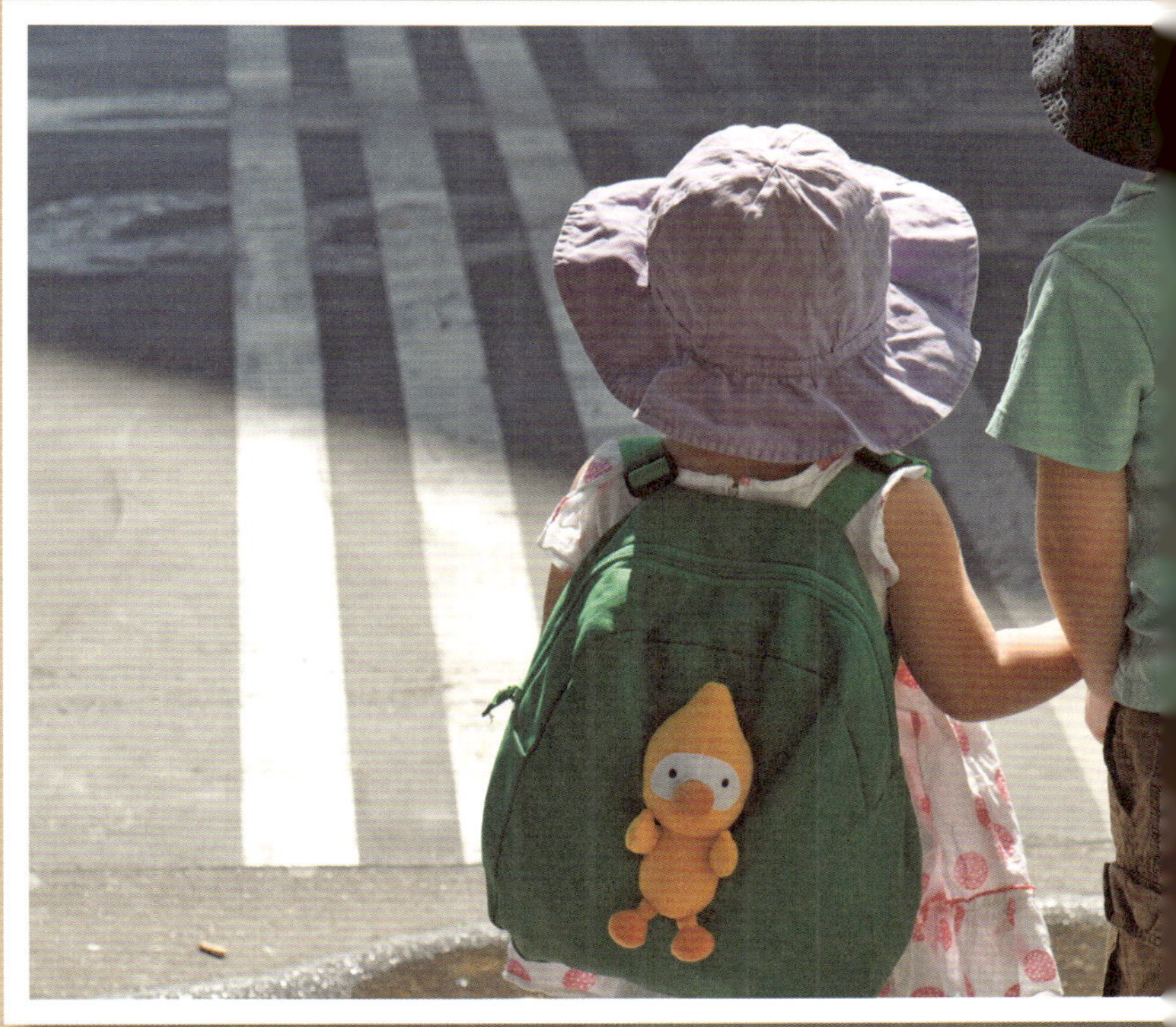

第5章

わたしと向き合う

今、歌いたい歌

「純子さんは、どんな曲が好きで、どんな時に歌いますか？」

そうきかれて気がついたのは、ライブの最後にはその時一番好きな歌を歌う、ということだ。そして歌いたくなるのは、楽しい時だけではなく、壁にぶつかりどうしようもなくなった場合もあるなと思った。

つい先日のライブで、最後に歌ったのは「スマイル」だ。この曲は、それまでほとんど歌ったことがなかったが一年ほど前、あ、いいなと感じてからレパートリーにした。それからさまざまな「スマイル」をきいた。映画のテーマソングとして知られ、多くの歌手が歌っている。ボサノバもスウィングもあるが、私はマイケル・ジャクソンの「スマイル」が好きだ。

マイケル・ジャクソンが亡くなった時、ちょうどボストンに住んでいた。連日、追悼番組が放送され、人々の彼への思いを感じた。私はステージを実際に見たこともなく、とくにファンではなかったけれど、彼が不眠で苦しんでいたことを報道で知り、すべてを手に入れたように見える彼の心について想像した。

彼の歌う「スマイル」をきいた時、私は身動きできず、体が震えるような思いに包まれた。それまできいたどんな「スマイル」よりも心の奥底に響いた。ひとつひとつの言葉にこめられたエネルギーがそのまま心に伝わり、マイケル・ジャクソンという歌い手の素晴らしさにはじめてふれた気がした。のちに「スマイル」は彼自身、最も好きな曲だと語っていたときいた。

私はつらい時によく、部屋に流してきく。すると空気が澄んで、怒りや悲しみを払ってくれるような気がする。人の声というのは、マイケルのような天才でなくても、心をこめた声であればあたたかさを伝えるように思う。そして苦しい時にも、一緒にいる人と共に歌うと、不思議に気持ちが上向きになる。

あなたが今好きなのは、どんな曲ですか。その曲が、あなたに必要なのかもしれない。

美しい沈黙

以前、青山通り沿いのビルの二階に、小さな珈琲専門店があった。木のカウンター数席に、やはり木製のテーブルと椅子がいくつか並んでいるだけで、マスターが一人で豆をひき、ネルのドリップで珈琲をたてていた。近くに仕事場があったので毎日、店の前を通る。香ばしい香りが窓から流れてきて、ふっと肩の力がぬけるのだ。

店内には静かなスタンダードジャズが流れていた。クーラーではなく、窓から入る風がここちよかった。人の声がすることはほとんどなく、本を読んだり、ものを書いたりする人が多く、たまに数人連れの客が入ってきても、静かな会話は珈琲をたてる香りや、ジャズと融けあって一体となってしまうのだった。この店で美しい沈黙というものがあるのを知った。

美しい沈黙の空間を埋めるのは心の内、心の奥からの言葉だ。外へ外へと向ける意識状態では決して気づくことのできない、その言葉を紡ぐのが人生だと私は思う。今、こうした沈黙を見つけるのはむつかしい。

外にばかり意識を向けて時をすごすと、自分の本当の思いに気づかなくなる。自分の体に対しての気づきも失われる。例えばストレッチ。どんなにうまくても、しじゅう話しかけてくるトレーナーより、技術はそれほどでなくても、必要なことだけを話すトレーナーにしてもらった方が体はのびのびする。自分の体のすみずみにまで意識がゆき渡るからだろう。

沈黙を埋めようと必死になる必要などない。美しい沈黙こそ、心と体を解き放してくれる言葉に変わるのだ。

アサーティブの意味

「アサーティブ」という言葉を知ったのは、30歳のころだった。辞書でひくと、「正当に主張する」「はっきり自分の意見を述べる」「自分に自信をもった」などとなっている。しかしこの言葉には、もっと多くのニュアンスが含まれている。自分の考えは述べるが、他者を攻撃するような感じではなく、主張というより、より自由で穏やかで包容力がある感じだろうか。

一言で訳せない言葉にはいろいろあって、例えば「プライバシー」「ジェンダー」などもそうだろう。うまく訳せない、ということは、日本に従来なかったものの見方、考え方、行動様式ではないだろうか。

「アサーティブ」は、アサーティブなコミュニケーションということでとりあげられる。他者とかかわる時、自分の意見をきちんと伝え、しかも他者を否定しないというスタイルだ。簡単な例をあげると、順番を待っている時に割りこまれたら、どなるのでも、がまんするのでもなく、自分は順番待ちしていると伝え、列に並ぶことになっていると話す。というようなことだが、私は言葉のもつより深い意味が気になってしまう。

他者とのコミュニケーションの場でアサーティブにふるまうことは、トレーニングで身につくかもしれない。しかしもっとむつかしいのは、自分自身に対してアサーティブであるかどうか、ということだ。自分の心と向きあいコミュニケーションした時、今の行動、現在の生き方が、自分らしさを生かすものかどうかが、最も大切なことではないかと思うのだ。

私は子供のころから「少数派」だった。可愛らしくふるまえない。納得しないと行動しない、権力に従順になれない、歌を歌ったりするへンな医者……。少数派は主流派からの無言の圧力や、時には攻撃を受ける。その時、いかに自分を卑下せず、すっくと歩み続けるかがアサーティブだと思ってきた。「凛と―「清々しく」が、私の中にあるアサーティブの意味である。

猫が教えてくれたこと

　私は新聞の人生相談の回答を担当しているが、先日、猫を亡くした女性から相談のお手紙をいただいた。16年間飼っていた猫が病気になり、家族全員が協力して看病したが、数日前に病状が急変しＩＣＵに入院、しばらくして息絶えた。残念だったのは、ちょうどその日、家族全員で親戚の告別式に出かけていて猫をみとれなかったこと。思い出しては悲しく、生きているのがつらく、猫のあとを追って死にたいとまで思ってしまう毎日……。

「たかが猫と思われるかもしれませんが」と結んだそのお手紙に、うーんとうなってしまったのは、私も10年ほど前、16年間共に暮らした猫を亡くしたことがあるからだ。突然呼吸困難に陥った猫を調べたところ、肺に腫瘍ができており、胸水で呼吸が苦しくなっていたのだ。部屋に急ごしらえのビニールの酸素室を作り、一晩中、猫の背中をなで話しかけた。

猫は苦しげではあるのにゴロゴロと喉を鳴らし、表情は穏やかで幸せそうだった。病も老いも、そして死の予感さえも受け入れている姿に、頭が下がる思いがした。猫も家族も私も、共にいられるのはあと数時間だと気づきながらすごしたそのひとときは、短いけれど、そして悲しいけれど幸せだった。

猫はいろいろなことを教えてくれた。気に入られようとして媚びたり尾を振らない。悩んだり苦しんだりしていると、そっと傍らによってくれる。最大の教えは、病や老いや死を平然と受け入れてしまう、その自由さかもしれない。猫を飼うというより、対等なパートナーと暮らしている感がある。

かつてクリニックをしていたころ、仕事で忙しく自分の身の世話もままならない女性から、「猫のいる暮らしになりました」と誇らし気な年賀状をもらった。あっ、ゆとりができたのだな、と微笑んだ覚えがある。母とのかかわりで葛藤していた女子大生が、猫を育てることから、母との関係を修正していった例も見てきた。猫は不思議な哲学者なのかもしれない。人生相談の女性にはそんな返事を書いてみた。

空と風と空間と

「海原さんの好きな場所ってどこですか？」ときかれて、いろいろな場所が心にうかんだ。パリのマレ地区の小さなホテルの屋根裏部屋の窓のそば。鎌倉のお寺のベンチ。都心のマルシェ（市）が見えるオープンカフェ。自分の家の台所とベランダ。なぜ好きなのかなあと考えていたら、気がついた。その場所が好き、なのではなく、その場所でしていることが好きで、それが必要なのだ。

ちょうど先日、毎週土曜日に広場で開かれる小さなマルシェがあり、野菜を買った後、広場のオープンカフェにすわった。そこは家族づれや近隣の人々が集まってざわめき、ここちよい風がふいている。カフェでは新聞を読む人、パソコンを開いている人、それぞれ何かに集中している。どうしてもそこに行きたかったのは、自分と対話するためである。

私はもう何十年も〝自分ノート〟を作り、心の中の思いをつづっている。原稿の思いつきのこともあるし、その日あったことをどう感じたかを書いたりする。他者との会話やネットを見るだけだと、深く自分の心を見つめることができない。日常や仕事から少しはなれ、自分ひとりになり、自己確認をする。

私が好きなのは、そうしたことができる場所なのだ。自分ノートを開いて、ものを書ける場所。自分と向きあうには適度な空間と空がいる。もう少し前は、そんな場所がもっとあったように思う。こんなに高層ビルだらけではなかったし、チェーン店ではないカフェも多かった。電車やタクシーにすわっただけで、広告やニュースの映像が自動的に見せられるようなことはなかった。

自分を回復し、自分と対話する場をいつももっていたい。自分が求めている生き方を確認しながら一歩一歩進むために。

真実を歌う

私は医療とものを書くことの他に、音楽の仕事をしている。先日、偶然開いたフェイスブックのページに、あるアメリカ人の男性ヴォーカリストが来日していて、二日間だけ数名の希望者に指導してくれるという案内が載っていた。年配のヴォーカリストは超高名な方でニューヨークで活動しており、売れっ子で名手の歌手を指導していることでも知られている。

私などが申しこんでいいのかしらと思いつつも、そんなチャンスはめったにないことなので申しこんだ。幸い抽選にあたって、診療の仕事が終わってから、汗だくになって会場のスタジオに着いた。ピアニストも含め、みな初対面だが雰囲気はあたたかくここちよい空気だ。

音楽にかかわってきた年月は短くはないが、真剣にジャズにとりくみ出したのはごく最近かもしれない。こんなワークショップに思いきって参加しようと決めること自体が、自分の変化なのだろうと思った。

心から幸せな気分に包まれ、こうした機会に恵まれる平和を感じた。歌い終わった時、「君はプロフェッショナルですね」といわれた。「君の歌には人生がある、ウソをついていない。私は君の歌が素敵だと思う。どんどんライブをして、どんどん歌いなさい」

誰にもそんなことをいわれたことはなかったので、一瞬驚いた。ただ一時間にわたるレッスンでわかったのは、そのヴォーカリストは、「心に忠実に、ウソをつかない」ことをポリシーに、自分の人生とかさねて歌うことができるかを最重要課題としていること。うまく演じて歌ったり、機械のように正確なスキャットもある。でもそこにはウソがある、と。

これまで「みんなが知っている曲を演奏しないとお客さんがこないわよ」といわれることが多かった。でもこれからは、自分が共感できて納得できる歌を歌い、真実だけを語ろうと心に決めた。

「ふと」はあなたへのメッセージ

「ふと」誰かのことが心にうかんだり、「ふと」何かが食べたくなったり、「ふと」どこかに行ってみたくなったり、そんなことってありませんか。

そんな時、あなたはどうしていますか。日常生活では、その「ふと」感じたことに導かれるまま行動するのは、むつかしいのではないだろうか。仕事や、やらなければならないことがあったり、予定が決まっていたり。お金がかかるなどと左脳で考えて、ストップをかけるものだ。

でも私は「ふと」といぅひらめきは、その人の魂のメッセージに思えてならない。

日常の中で私たちは、さまざまな役割や責任を背負って生きている。私の場合は、医師としての役割をもち、職場では、また別の責任がある。あなたも同じだろう。そうした役割や責任に適応しながら、自分の感情や本当に望んでいる生き方をおさえていることも、あるのではないか。「ふと」感じることは、真に自分らしく生きるためのヒントを伝えていると思う。

今から十数年前、私は今とは全くちがうテレビの世界の仕事をしていた。経済的にも社会的にも安定し、世間の評価もある程度得ながら、何となくしっくりいかない違和感がある、でもその正体がわからない、という状況だった。そのままその生き方を続けても、表面的に見れば問題はなかったのかもしれない。

そんな時、「ふと」パステルカラーの色鉛筆で絵を描きたくなった。手元には何故か「ふと」ベネツィアで買った、猫が描かれた革表紙のスケッチブックがあった。ふだん絵など描いたことがない私だが、空や月や星、花の絵を「ふと」描きたくなるままに描き、それに詩をつけていた。しばらくして、その詩をヒントに生まれた歌を歌うようになった。テレビのコメンテーターの仕事をやめ、大学の研究者としての生活をはじめたのはその2年後。

「ふと」は、今の生き方へ導くメッセージだったと思っている。

一番好きなこと

「一番好きなことは何ですか？」とよくきかれる。教えたり研究したり、ものを書いたり歌ったりしているからだろう。「本業は何ですか？」という問いも多くて、実は愚問だなあ、と心の中で思ったりする。一番好きなことは明確にあるのだが、通常のインタビューなどで話してもまず理解されそうにないから話したことはない。しかし読者の方にはわかってもらえそうな気がするので、お話ししてみようと思う。

私が一番好きなことは「努力すること」なのだ。といっても人に気に入られることや、評価、地位、お金、益になることなどなどを目ざしてする努力ではなく、自分が少しずつ進歩し、変容していくためにする努力である。教える、研究する、歌う、ものを書く、人とかかわることから、年をとる、料理する、片づけをする、など日常生活のすべてにおいて努力することが好きで、楽しくてたまらない。

年をとると、仕事の面ではすらすら努力せずにできることが増えるから、進歩していく楽しみが少なくなる。なので、あえて新分野の研究を加えてみたりする。これまで学んでこなかった分野の論文を読み自分の分野にとりこんでいくことで、研究は変容し深くなる。大学で教えるのは自分の専門分野だが、経営学部や法学部の学生たちと勉強会を開き、ついでにビジネス英単語を覚えたりする。人にほめてもらうための努力は疲れるだけだが、自分の変容を目ざす努力は楽しくて疲れない。いや、体は疲れても心は疲れないのである。そして体はその時どきで、手入れをすれば協力してくれる。

努力して楽しいことがある、というのは幸せなことだ。努力は自分を裏切らない。そうして積み重ねてきた目に見えない財産は、苦境の中でも背筋をしゃんと伸ばし前を向いて生きていく力を与えてくれる。

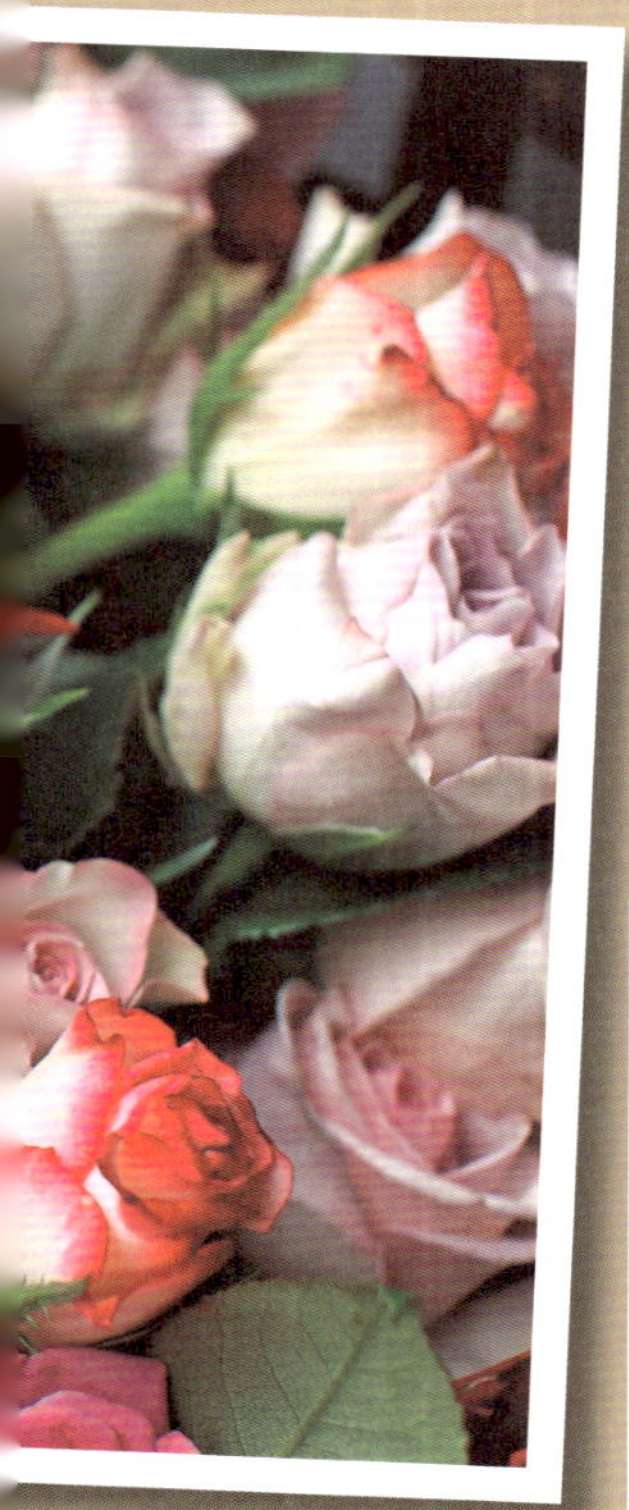
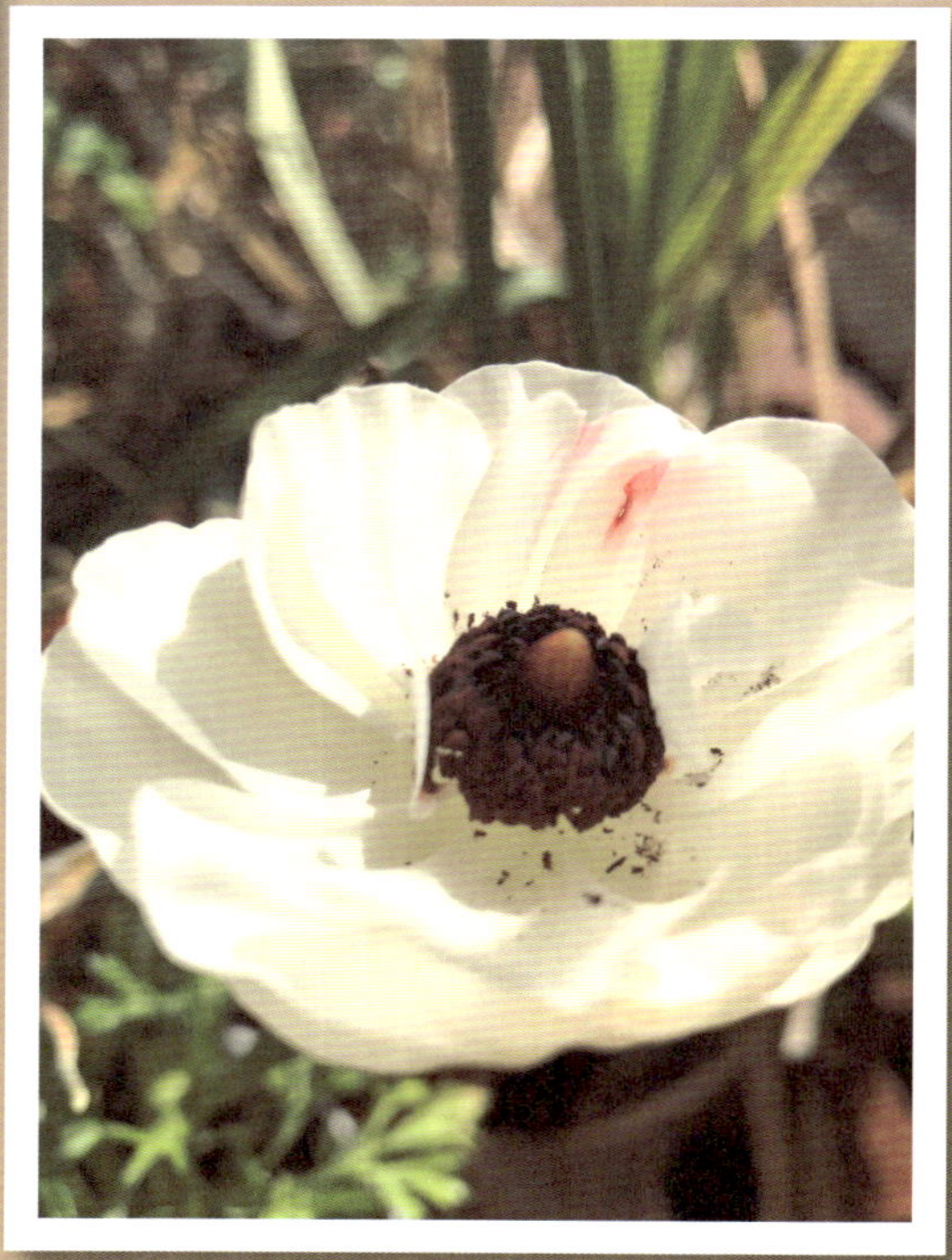

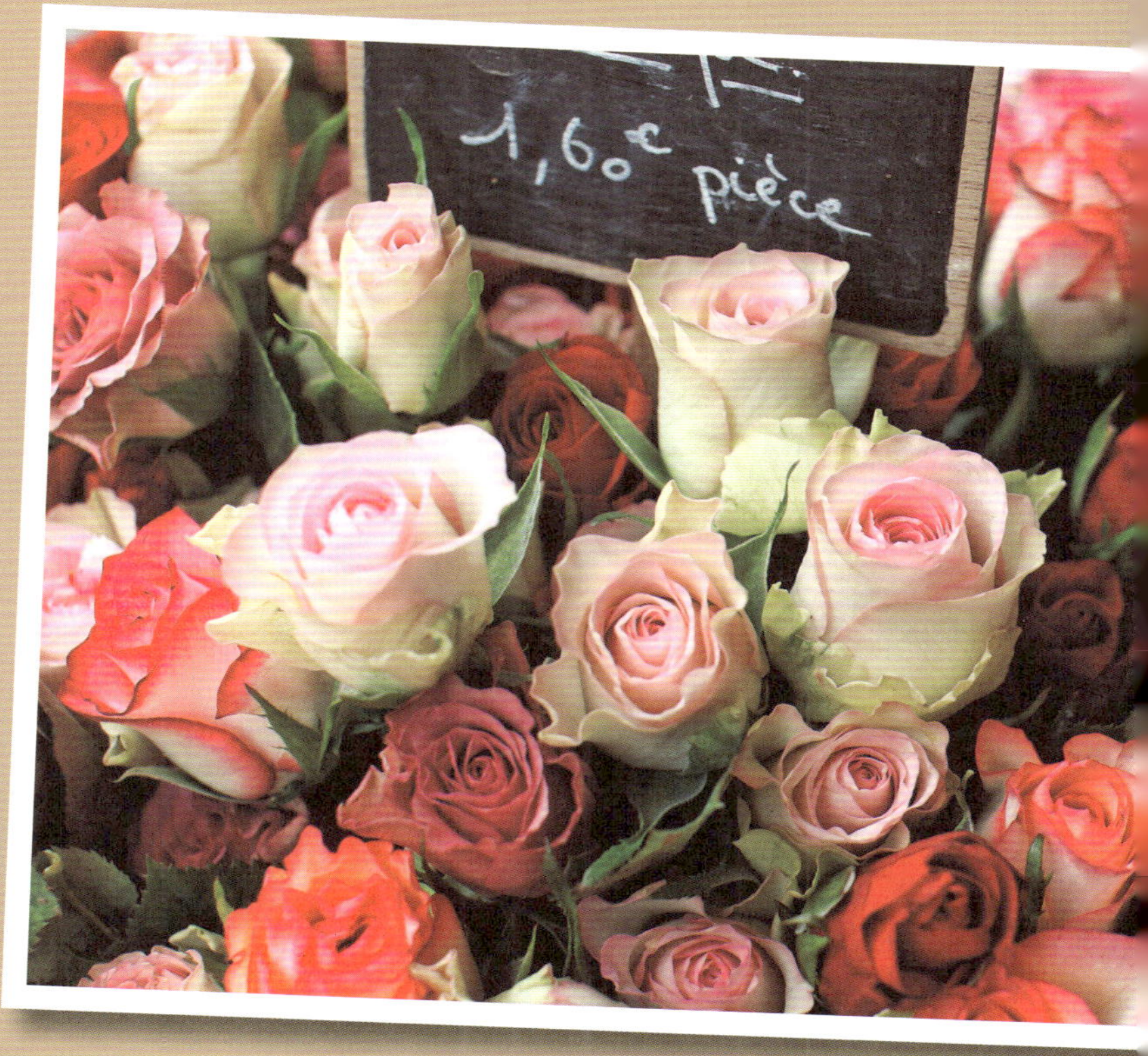

第6章

素敵な大人になるヒント

心のレッテルをはがして

ひとつ年齢を重ねるたびに無意識にしていることがある、と気づいた。それは、これまで知らなかった自分の発見である。私たちは生まれたその瞬間から、他者とのかかわりの中で生きていく。他者からのまなざしや評価を受け、その中で育ち、社会に参加し場を築く。自分はこういう人間なんだ、これは得意、これは苦手、これは嫌い、などという自分像をもって大人になる。

しかしある時、これは苦手で不得意だと思いこんでいたものが、やってみると意外におもしろかったり、興味がわいたりすることに気がついた。なぜ苦手だと信じこんできたかと考えると、ほんのささいな過去の出来事や他人の言葉がきっかけで、ある種のレッテルはりと、思いこみに縛られていたことがわかった。

長く生きるほど、人や自分に対してのレッテルはりも増えてくる。思いこみに気がつくのは、早ければ早いほど人生は軽やかになる。私は診療の場で、70代後半になっても自分にはったレッテルに気づかずに、苦しんでいる方とかかわることが多い。例えば、自分の若いころの仕事ぶりが忘れられず、他人から「すごい人」と評価されることが幸せだと決めてしまっている人。

一方で、「私は体が弱い」「スポーツは苦手」と思いこんでいた50代の女性が、ウォーキングに誘われ参加してみたら、緑に囲まれて意外に楽しく、それ以来山歩きをしていたり、「私は引っこみ思案で……」と思っていた人が、仕方なく引き受けたPTAの役割をいきいきと果たしたり。

年をとると失うものも多いけれど、手放さなければ手に入らないものの方が、実は多い。失うのでなく、自分の意思で捨ててみよう。それは自分にはったレッテルだ。「私のようなものが」という過剰な謙遜、「意見をはっきりいって嫌われたらこわい」からと演じるいい人の自分。余分な心のレッテルをはがすと新しい自分と出会い、人生が拡がる。

それは他人事？

人から「相談にのって」といわれることがよくありますか？　私は仕事がそうした類なのに加え、新聞などでも人生相談を執筆しているので、しじゅう相談にのっている。

「どう答えたらいいか悩みませんか」などとよくきかれるが、答えは「ノー」。どう返事するかを考えるのは嫌いではないし、どうしたらその苦境を乗りきることができるか、と知恵をしぼるのが好きなのだ。そして、その方の人生をここちよくする道を探すことが、自分自身の人生を変えてきたなあ、と感じている。

職業として人の相談にのる場合の真剣さは、友達や家族に「ちょっとしたアドバイス」をするのとは全くちがう。その方がどんな気持ちで、どんな風にしたいのか、でもできないのは何故かなど、悩みの原因や背景を理解し、感じとる。次に、中立的な立場で考えてみる。常にさまざまな視点から悩みをとらえることで、解決策を探し出す。医師として相談者とかかわる時は、「こうすればいいのに」との考えは提示しない。あくまで相談者が自分でこれはいい、と思う方法を見つけるまでサポートする。一方、新聞などでは、医師である「私」として「自分ならこうするけれど、どうですか」と、一歩ふみこんで考えを提示する。

さて、相談は幅広い世代の方からの種々の内容。生きる環境の異なるその方々の気持ちを想像し、共感し、客観的に考える。そのプロセスが自分のものの見方や、人を受け入れる幅を、知らず知らずのうちに拡げてくれたと思う。「人の相談にのる」ことで人生の困難さについて考え、自分が困難なことに出あった時、さまざまな視点で対策を見つける柔軟性が養われてきた。

だから、あなたが人から相談された時は、あなた個人の視点と、相手の視点、そして中立的客観的な視点は？と考えながら「他人事《ひとごと》」と思わずとりくめば、あなた自身の心の成長にもつながると思う。相談に限らず、「他人事」「自分じゃなくてよかった」という気持ちは、心の成長をとめる最大の要因になるのではと思う。

小さな幸せを守るために

私は眼がとても悪くて左右差があるので、パソコンやテレビの画面を見たり写真を撮ったりするのが大変だ。あとで眼が充血し、頭痛がひどくなる。従ってテレビはふだんは見ない。映画はこれぞ、と思うものを年に一〜二回、それで見逃した数本をDVDで見る。映画がおもしろいのは、それを見て感じることが今の自分の心を映し出すからだろう。

さて、昨日DVDで見たのは「マーガレット・サッチャー　鉄の女の涙」である。主演のメリル・ストリープの老け工合と演技が評判だったし、以前どこかで評論家が、サッチャーが亡くなった夫の幻影に向かって「あなたは幸せだった？」とつぶやくシーンをとりあげ、彼女は家庭的には幸せでなかった、と語っていたのを読んだことがある。そうした視点からこの映画を見た。

話は、保守的なイギリスの政界に女性政治家という道を切り拓いてきた、サッチャー元首相の仕事と家族をめぐる物語である。子供の「一緒にいて」という叫びをふりきって仕事に出かけ、夫との時間や家事にかける手間を切りつめる葛藤、政治的決断による苦悩を引き受ける重圧を、家族は完全には理解できない。国をまかされた責任は、本人にしかわからないことがある。家族には「野心」としかとらえられないその重荷を、一人で負う孤独に共感した。こうした生き方はややもすると、「女として母としては失格よね」などといわれたりもする。しかし、家族と共に「小さな幸せ」を大事にしたいのは誰しもの願い。だからこそ葛藤する。

一方で「小さな幸せ」を守るためには、誰かが暑い中畑を耕し、寒風の中で漁をし、運び、休日に病院を開け、牧場で動物を育て、工場でものを作る必要がある。小さな幸せを守るために、幸せを大事にしつつ社会に向けて自分がお返しをする。そうした視点をもっていたい。自分だけの幸せでなく、みんなの小さな幸せのために。働くのは名誉や地位のためでなく、社会に対してのお返し、みんなの小さな幸せを守るため、と思う。

リスクがあってこそ

アメリカ人の友人がいる。日本とアメリカの両方で、主にビジネスの講演会などをしている。先日、彼女が地下鉄で見た週刊誌の中吊り広告に驚いた、という話をしてくれた。

広告のタイトルは「リスクをおそれないで起業を」。彼女は内心、ああ、日本もついにこういう志向性になったのか、と思ったそうだ。ところがサブタイトルには「失敗しないために」とあり、「エッ⁉」と感じたという。起業にはリスクがあり失敗することもある。「失敗しないことを考えながら起業なんてできないよね」というのが、彼女の意見だ。私も賛成である。もちろん失敗はしたくない。準備は十分にしなければならない。しかし起業だけでなく新しいことをはじめる時は、常にリスクを抱えているのだ。

数カ月前、台所のガスレンジが壊れたので修理しようとしたところ、古すぎて部品がなく新品と交換することになった。賃貸住宅の備えつけなので製品は指定されている。

新品は見ばえもよく、軽く押すだけで点火できる。しかし、こげ目がつかないのだ。火力が自動的に調整されていて、こげそうになると弱火になる。いわしの中骨をパリパリに焼こうとしたり、さらに白みそをのせてこげ目をつけようとしたり、穴子をカリッと焼いてちょっと塩をふろうとしても、こげる前に弱火になって、あとちょっと、というところで火が消えることもある。

この今一歩が鍵なのだ、と気がついた。そこを超えるとこげてダメになるという一瞬手前が、最もおいしいのだ。最大のリスクを抱えてタイミングを見きわめる力が料理の味を最大限に引き出す。安全で失敗しないところでやめると、そこそこにはなるが、最高のおいしさには届かない。

こげないレンジは安全だろう。しかしつまらない。人生も同じかもしれない。行動するからこその、リスクをおそれない生き方の中に生きる楽しみもある。

断り上手

悩みの相談にのっていて気がつくのは、多くの場合その根底に、「ノーといえない」「ノーというのがこわい」という心理があることだ。

参加したくない食事会、聴きたくないライブ、見たくないおけいこ事の発表会、あまり交流がなかった人の法事などなど。イヤだなあ、と思いつつ、でも断ると相手に嫌われるだろうなあ、という思いも心によぎり、カレンダーのスケジュールをながめ、この日は本当はゆっくりしたいなあと思い、あれこれ悩んでいるうちに時がすぎ、ノーといえない状態に追いこまれる。こんなパターンにはまってしまう人は多いのでは、と思う。

長年の知人に断り上手の女性がいる。もう80代、大先輩だ。長い間、超著名人の秘書をしていて、数年前その方の引退を機に仕事をやめた。今でも元上司への取材や講演の依頼を一括して引き受け、整理している。

私も取材を依頼し断られたことがある。その「ノー」が実にお見事。依頼のメールをした数分後に電話がかかってきて、「インターネット配信される記事の取材は受けていない」という返事。返事が早いことと、ノーの理由が明確、という二つが、断り上手の法則かなあ、などと思った。

さて、数日前にアメリカ人の友人と話をした。彼女は大学で特別講義をしているのだが、その中の「アサーティブ講座」では、「イエス、ノー、イエス」のルールを教えるのだという。まず依頼などを受けた時、自分にとって、それは「イエス」かどうか判断する。自分のスケジュールなどと折り合わないのなら「ノー」という。最後に、相手にとっても自分にとっても「イエス」な別の選択や方法を考えて、もしそれがあるなら伝える、という手順だった。

「私はノーといえないたちで」という相談も多いが、それは誰しも同じかもしれない。断り上手になるのには修業が必要。80代の知人も、最初からそうではなかったはずだ。

お便りまわり

ふだんはあまりなじみがない街の商店街を歩いていたら、小さな文房具店が目にとまった。なんとなく気になって店に入ったところ、季節の便箋や葉書にまじってさまざまなシールやマスキングテープが並んでいた。野菜や果物のデザイン、星座や天使や動物たちが、なんだかとても幸せそうに見えて、シール選びに楽しいひとときをすごした。たくさんのシールを買いこんだら、これらのシールと一緒に素敵な切手をはらないとつまらないと考えて、郵便局で切手選びをした。

切手には、これまで興味はほとんどなかった。小学生のころおきまりの切手収集などをしたことがあるけれど、手紙や葉書にはる切手にこだわったことはない。時折、海外から届いた小包に見なれない切手がはられていると、いいなあ、と思うことはあるけれど、忙しさを理由に手近な切手をはっていた。しかし今回は、シールにあわせて切手を選ぶことにした。

郵便局に行くと、季節によって、あるいはさまざまな記念日にあわせて切手が発行されていることにあらためて気づき、子供のころと同じだと感慨深かった。連絡をメールですませることがほとんどになった今だからこそ、シールや切手でデザインした手紙を書くのは新たな楽しみになりそうな気がした。

字が下手だなあ、などと思ってためらうこともあるけれど、自分が「これだ」と思って選んだ便箋や封筒を使い、手紙の内容や相手の雰囲気にあわせてシールを選び、季節の切手をはると、受け取った相手が楽しんでくれるだろうし、自分にも手紙を「書く」だけでなく、「デザインする」楽しみが生まれるはずだ。

年をとると、これまでとは別の新しい楽しみができるものらしい。お手軽で、便利で、簡単にできるアプリ使いのお便りではなく、歩いて探して選ぶ小物を使ってのお便り。もしかすると、他にもそうした楽しみが生まれるのかもしれない。

宇宙年齢

「20年ぶりですね。全然お変わりにならないからすぐわかりました」

スポーツクラブで声をかけられて、すぐに思いうかべたのは、20歳のころの自分である。そして「エッ、そのころはかなり太っていたから、今とはずい分ちがうけどなあ……」と首をかしげ、その後あらためて考えると、20年前に20歳ということはないことに気づいて苦笑いした。このごろ、こうしたミスをすることが多い。

40歳から後は、「年齢」のことをほとんど考えずに生活していたから、自分が年をとっていくという認識が不足しているのかもしれない。無意識の中で、私は40歳なんて思いこんでいるのかしら。

無意識の中にもっているものが、意識的な世界に大きな影響を与えるのはご存じのとおり。最近読んだ心理学者のダニエル・カーネマンの著書で、プライミング効果（先行刺激による効果）についてあらためて痛感した。プライミング効果とは、ある観念、例えば「食べる」という思いがある時、〝so□p〟という単語穴うめ問題を出されると、ソープでなくスープと答える確率が高くなる、というものである。ニューヨーク大学の学生に行った実験では、高齢者を連想させる単語をまぜて文章作成をさせると、学生たちのその後の行動はゆっくりになったという。全く意識していないにもかかわらず、連想した思いが無意識に残って、その影響で行動に変化があらわれたのである。

「私はもう年だわ」と無意識にインプットしていたり、逆に「年をとりたくない、若くいたい」と若さに執着することで年齢を気にするのは、老化のプライミング効果になるかもしれない。というわけで、自分を老人にするような言葉にはさよならしましょう。0歳から10歳くらいまでは年齢による開きは大きいけれど成長につれて差は縮まり、40歳すぎたころからはたいして変わらないのでは、くらいのスタンスで年齢とかかわってはどうかしら。宇宙の年齢から見ると、人間の年なんてみな同じようなものだなあ。そんなおおらかさで年とかかわりたい。

若々しくなるヒント

最近の新聞広告を見ていると、いかに若く見えるか、をテーマにした本や雑誌が多いなあ、と感じる。実年齢より20歳若く見える医師の書いた本が何十万部も売れているというから、このテーマが多くの人々にとっての関心事であることは明らかだ。でもどうなのかなあ、とへソ曲りの私は思う。若々しく見えるのは素敵だが、それを目的に生きている人はあまりそう見えないことが多く、自分の人生を充実させようとして生きている人は、若々しく素敵なことが多いのだ。

『婦人之友』で対談させていただいたジャズピアニストの秋吉敏子さんは、本当に美しくて魅力的でカッコイイ先輩だった。ご自分の作品づくりと演奏に磨きをかけることに集中し、自分が社会にできることは何かと考え実行する人生の副産物として、あのエネルギッシュな若さが生まれるのだろう。

若々しさというのは躍動感であり現役感だと、私は思う。常に勉強したり調べたりして歩み、進化し変化するものをもつことが躍動感のもととなる。現役感とは、自分と社会とのかかわりが大事な要素である。社会の中に自分の場所を作り、できることをし、そのフィードバックを受けるという一体感から生まれるものだ。クリエーターといわれる人々が若々しいのは、常にこの二つの要素、躍動感と現役感をもつからではないだろうか。表現するものをもち、それに磨きをかけ、人々に向けて発信し、そのフィードバックを受けることは、人生をいきいきさせる。

これを真似してみよう。会社を定年退職しても、孫が生まれた人でも大丈夫。勉強したいことをもち、少しずつ進む。自分ができることを人に教える。ボランティアをする。どんなささいなことでもいい。英単語をいくつか覚えることでも、本を数ページ読み要約することでも、新しい料理に挑戦することでも、進化は人生を躍動させる。それが結果的に若々しさにつながる。おしきせの若返りメニューなんて気にとめず、自分らしい人生を充実させよう。

ジャズの即興演奏のように

「目標をもって人生を」というような言葉を、あちこちで耳にする。最近は企業でも、10年後、20年後の自分のキャリア目標作成などの課題があるときく。若い時にこんなことをいわれたら、きっと困っただろうなあ。

それにしても、学生に与えられる将来の目標のレポートもそうだが、目標というものが、就職や、仕事、立場について、つまり、どこに属し何をしているかで、いかにすごすか、いかに生きるか、という内容でないのは不思議なことに思える。

私の場合、将来の自分についての目標を考えて生きてきたわけではないので、そんな風潮にはうんざり気味だ。目ざしているのは、自分を抑圧せず、でも周囲に負担をなるべくかけない。自分を活かし、その時を楽しみ、まわりの人にも何かしらを与えたい。自分の生活を支え、窓から気に入った景色が見える小さな部屋に住めるだけの収入を得る、ということだ。

目標をあえていうなら、「自分のもつ可能性をすべて活性化すること」かもしれないが、ジャズの即興演奏のように、その時々で自分のベストと思う道を選んできた。人生は想定外の出来事の連続だ。「これはちがうな、自分を活かす場ではない」と感じたら、迷わずにそこを去る。

どんなに収入が得られても、有名になろうとも、自分をおさえこんでいるために人生を楽しめない人々は多い。私は仕事上、そうした方とかかわることがあるのだが、そんな時、目標をものや立場に設定してしまった時に失うものの大きさを感じ、残念な気がしてならない。

もっと自分のもっている感覚の大きさに気づいてもいいのでは、と思う。地位や役職、貯金ではなく「自分がどう生きたいか」という内的な目標をもち、心にとめて生きると、望む生き方が見つかるのでは、と思っている。何かを所有するよろこびより、自分の可能性をできる限り拡げ、自分もまわりも幸せになれることを求めたい、と思う。

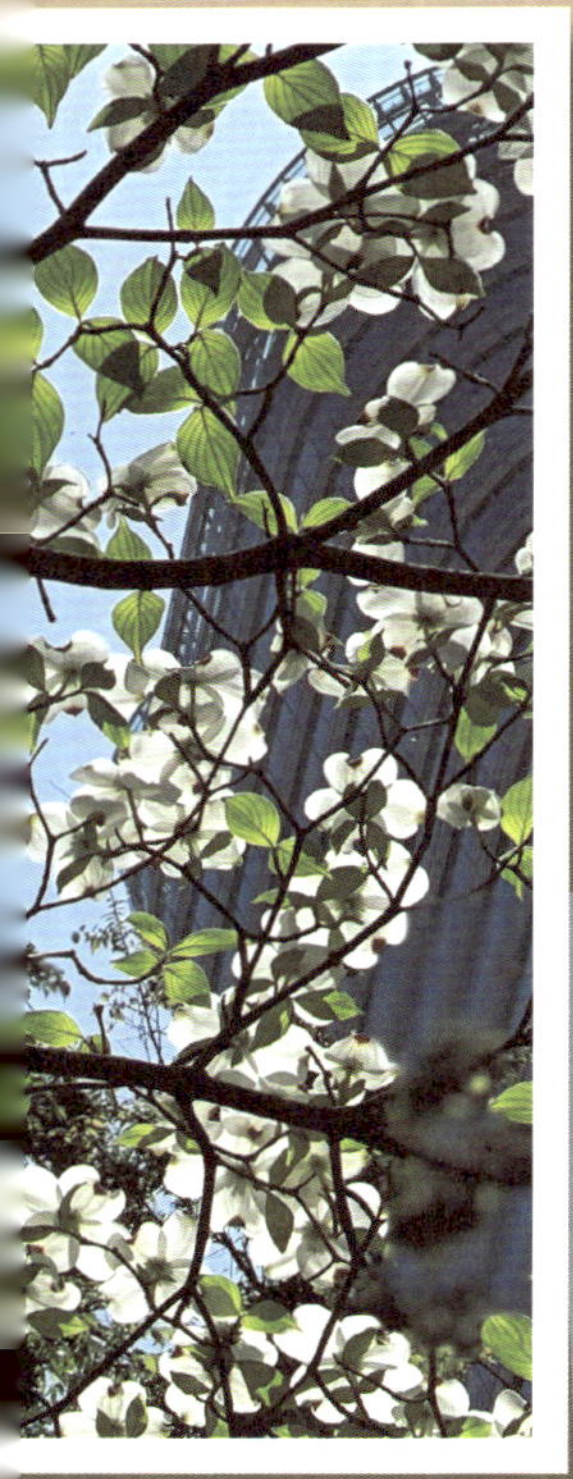

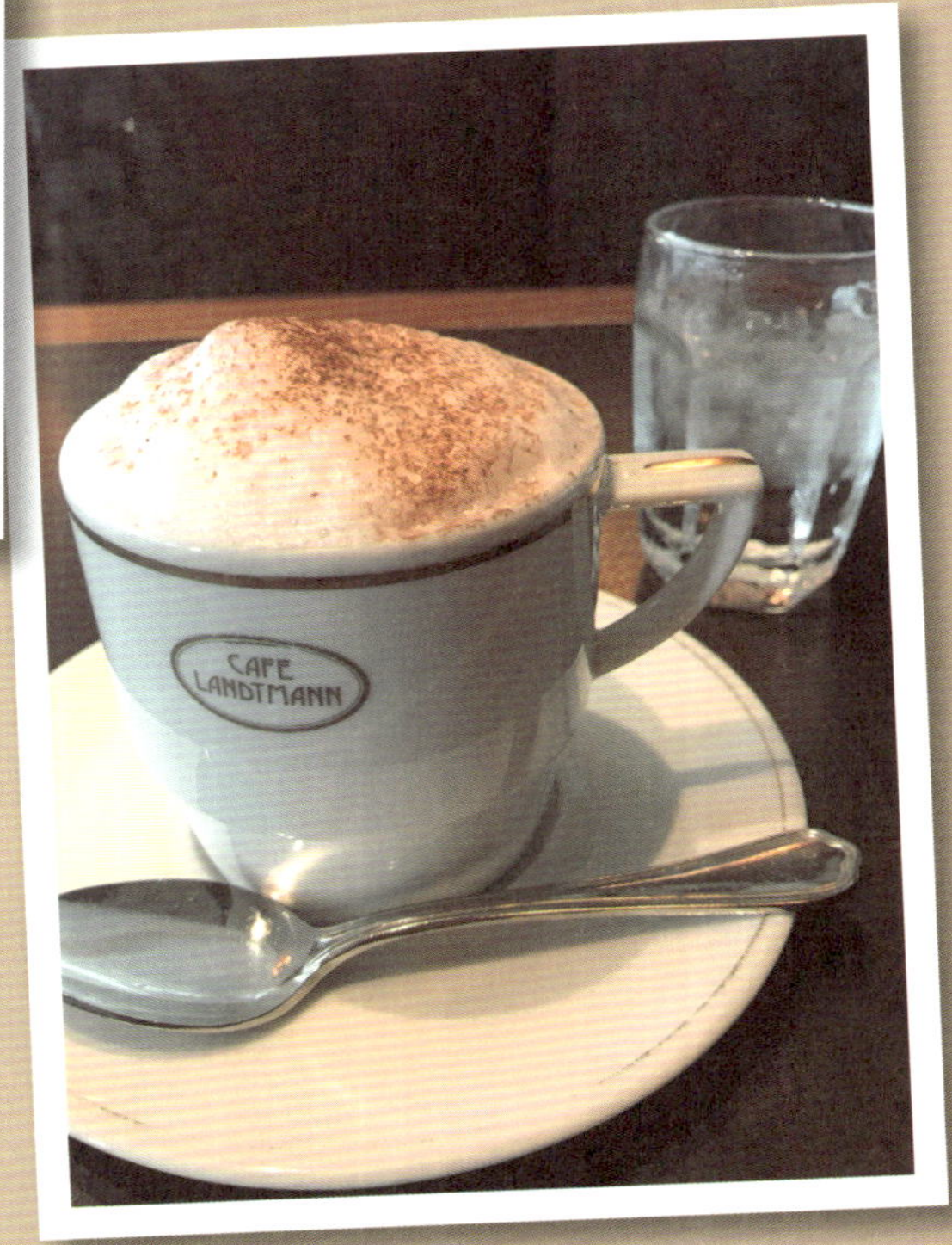
CAFE
LANDTMANN

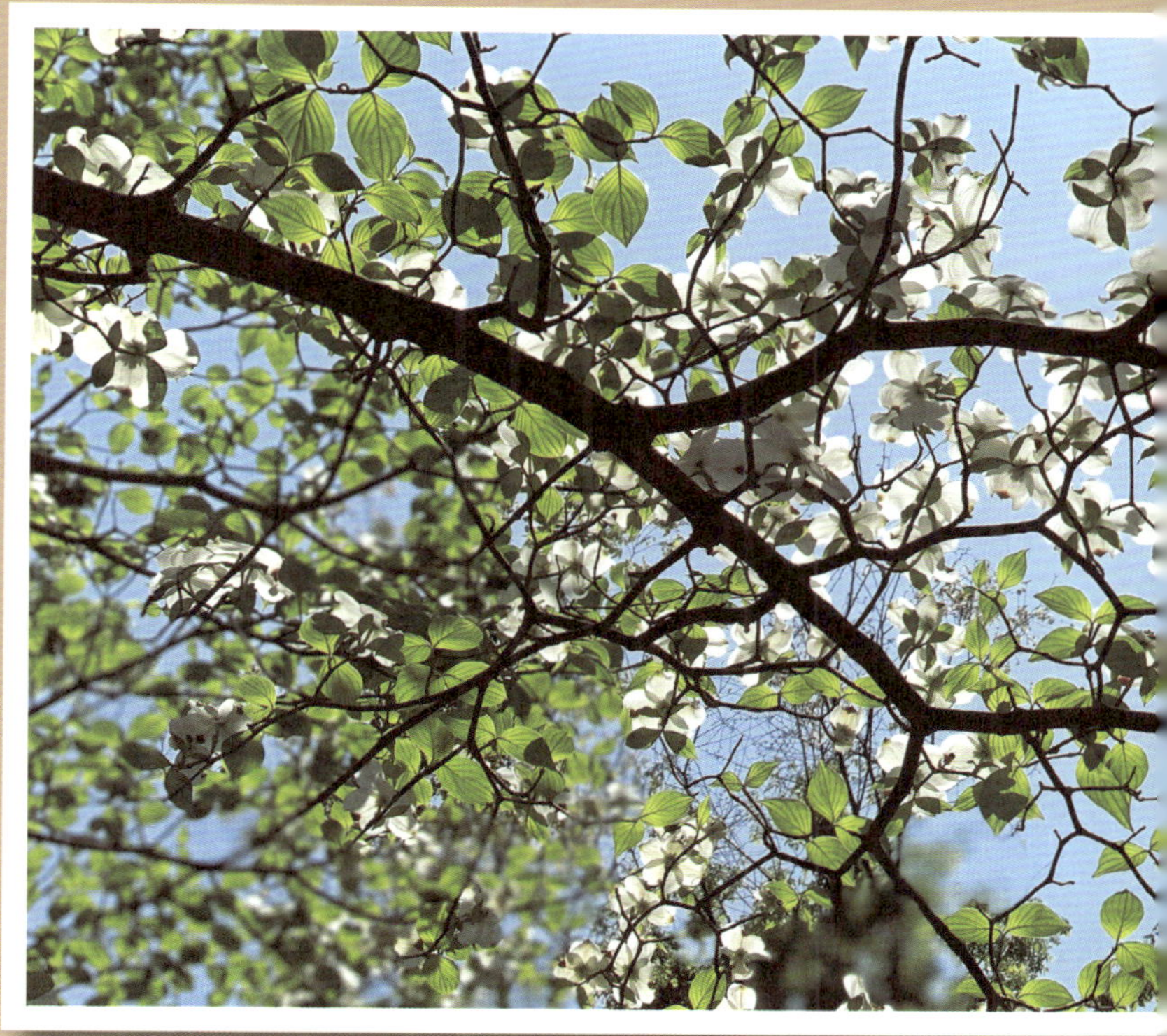

第7章

心を支えるもの
——幸せの素

幸せの素

ベランダにいくつか鉢植えの植物が並んでいる。そのほとんどは、年のはじめに引っ越してきた時、以前の住居から運んできた。部屋の中に置けず、やむなくベランダに置いてあるものもある。蘭もそんなひとつだ。冬場寒くて気の毒で「ごめんね」といいながら、天気のいい日に水をやっていた。ローズマリーは、しばらく水不足状態で葉がすべて落ち、申し訳ないとつぶやいては水をやっていた。

暮れも迫ったある朝、ベランダで水を手にして驚いた。蘭が大きな蕾をつけているのだ。忙しさのあまり、こんなに大きな蕾になるまで気がつかなかったのかと花にわびながら、その生命力に心の中で「すごい」と叫んだ。枝だけになっていたローズマリーも少しずつ、瑞々しい葉を出していて、ちょっと摘んでチキンにのせて焼くと、いい香りが部屋に漂った。

不平もいわず、新しい環境にめげることもなく、夏のすさまじい暑さと照りつける陽にめげず、また冬を越し、春になると花を咲かせようとする力はどこから生まれるのだろう。

蘭が蕾をつけているのを見ると、不思議と元気になる。ローズマリーが葉を伸ばしていると力をもらった気分になる。私たちの身のまわりには、実は元気を与えてくれるものがたくさんあるのではないかしら。でも心が別の方向を向いていると気づかない、私が蘭の蕾に気づかなかったように。

そこにあっても気がつかない、私たちのまわりのさまざまな「幸せの素」に気づこうとするだけで、心はふっと軽やかになる。誰かがいってくれた「ありがとう」や「また会おうね」の言葉。一日の終わりに、それらを思い返すひとときをもってみたい。そう思うだけで、心がちょっと澄んでくるような気がしませんか？

料理と人生

天候が不安定だと、とたんに野菜の値段が高騰する。レタスやブロッコリーが好きな私でも、つい数日前までの価格の倍近い値段となると、手を伸ばせなくなる。そんな思いをなさっている方も多いのではないかしら。

景気がよいといわれるけれど、全く実感はない。冷蔵庫の中をのぞいても何だかさみしい品揃えという時は、今こそ、腕の見せどころ、と考えることにしている。安定した価格の食材はキャベツと玉ネギと卵だと思っている私は、これにほんの少しベランダのハーブなどを加えてオムレツを作ったりする。素晴らしくおいしくて、しかもあまりお金をかけずにできると「よし!」という気分になる。

お天気が不順で野菜が高いから、給料が安いから、先週買って冷凍しなかったから、などと嘆いていても、夕食はできない。まずは自分のもっているものを最大限に活用し、「これが自分の料理だ」というエッセンスを加えることが、楽しい夕食の素である。

「人生は料理だ」と常々思っている。料理は、自分が無理なく買えるものを求め、あるいは手もちのものを活かしてするのに、なぜ人生となると、いい訳と後悔と羨望ばかりになるのか。「あの人みたいに能力がないから」「もう若くないから」「器用じゃないから」……。

そう、そんな言葉はやめたいと思う。生きるのに才能なんていらない。自分の今もっているものを、しっかり見つめよう。高い食材ではなくてもおいしいものができるのと同じように、自分がもっているものを活かすこと、そして自分だけのエッセンスを加えて一味ちがうようにすると、人生が楽しくなる。

おいしい料理とは自分の口にあう、自分の心身に必要な料理だ。それを作るのは、他人ではなく自分。おいしい人生とは、自分が幸せと感じられる生活だろう。それを作るのは自分自身。さあ、人生の料理をはじめよう。

「ものもち」考

「ものもちがよい」とか「悪い」とか、よく話の種になるけれど、あなたはいかがですか?読者の方はたいてい、大事にものを使うのだろうなあと思うが、ものもちのよさにかけては、私もちょっとしたものだと自負している。

引っ越しをして、新しい住まいに運んできた小さな木の椅子は、私が幼稚園に通っていたころのものだ。当時、近所に住んでいた職人さんが作ってくれた。片手でひょいともち運べる軽さで、台所でちょっとすわったり、化粧台の前に置いて髪を乾かしたりと重宝している。何十回という引っ越しに耐え、多分、このまま一生使うだろうな、という予感がする。

仕事の書類を入れたり、譜面を入れてライブにもって行ったりする大ぶりのバッグは、友人から「それ、あの時の?」と、あきれられている。一緒に出かけた時に求めたのだが、同時に買ったセーターを友人はもうとっくに着なくなったそうだ。冬のマフラーは、別の友人から「あ、またその季節になったのね」といわれたりする。講演会用のジャケットも、大きなライブの時に着るドレスも、15年以上愛用。といっても、特別手入れしているわけでもなく、ごくふつうに使ったり着たり。「ものもち」って一体何だろう。私の場合は、「唯一無二」という気持ちになるものとの関係といえる。前述の椅子は、そうした用途でこれ以上のものはない、という気持ちになり、ライブ用の黒のドレスも、それ以上のものは現れない。それだから、ずっと使ったり着たりしている、ということだろう。

それは、どこか人生と似ている。原稿を書いたり、誰かの悩みの解決の手助けをしたり、歌ったり、学んだりすること。泳いだり、猫と遊んだり……。そんなずっと続けていること、あきることがないことは、それ以外に置きかえられない大事なことなのだろう。

ずっと続けられる何かが、心を支えてくれるものになる。

いいな

「この話を書こう」と、数日前から思いめぐらしてきた。でも、まずは夕食をとってから、とささみを焼いた。忙しくて買い物に行けなかったので、猫用のささみの余りをもらい、新玉ネギを添えた。「うーん、おいしい」と、とても幸せな気分。「あっ、いいな」という思いが心にうかぶ。何がいいかというと、こういう何でもないことで幸せな気分になれることに対してだ。

「自己肯定感」という言葉がある。なんだかたいそうなことのように響く言葉だ。どんな時「自己肯定感」を感じますか、と質問されたら一瞬考えこんでしまい、高尚な回答をしなくては、などと思いがちだ。私は、ありあわせの材料でさっと作った食事をおいしく食べ、幸せを感じる自分に気づく時ほど、〝自分〟を肯定できる瞬間はないのではないかと思ったりする。

きれいにメイクして撮った写真がいい感じにプリントされていたり、時間をかけてしてきた研究が論文になったり……そういう時より、「とくにすごいこと」がなくても幸せな気分になれる自分に気づくと、いいな、と思うのだ。

だからといって、「何でもないことに幸せを感じなくてはいけない」「そうならなくては」との義務感から、心の方向を無理に変えようとすることはない。それは窮屈だ。

心はさまざまに揺れ動く。同じものを同じように作っても、夕食がおいしく感じられないこともあるし、幸せな気分になれないことだってある。それでいいじゃないか、と思う。生きているというのは、そういうことだ。だからこそ、何でもないことを幸せに感じられるひとときによろこびを見出すのだ。

もっと自然に自由に、生きていこう。何でもない幸せなひとときは、梅雨空が続く日々の晴間のような気もする。

よく忘れよく生きる

本棚に、以前出版した本が並んでいる。多くはすでに絶版になっていて、電子化されたものもあるが、「本」の形として残っているのはそこにあるものだけ。絶版になると倉庫に保存しなくなり、廃棄処分される。それも悲しいから、残った本を引きとると本棚がいっぱいになる。

先日、何気なく15年ほど前に出版した本のページを開いた。担当の女性編集者は、もうかなり前に定年退職して、今どうなさっているかなあ、などと思った。その当時のことはもうほとんど記憶にない。本を読み返していたら、かなり傷ついたエピソードが書いてあり、それにどう対処して乗りこえたかという一節があった。「そうだ、そんなこともあったよね」と、客観的な思いしかうかばない。そしてはっきり気づいた。自分がいかに忘れっぽい人間であるか、を。

私は自分では、かなりものごとを引きずるたちで、人から傷つけられたりイヤな思いをしたりしたことを、執念深く覚えている人間だと思っていたが、どうやらそうではないらしい。イヤなこともさることながら、失敗したこともすぐに忘れるたちだということに、あらためて気がついた。

猫は失敗しても、尻尾を踏まれても、すぐに忘れてまた同じことをくり返す。私はほとんど猫と同じような忘れっぽさだ。猫の場合は多分、生来そうしたたちなのだと思うが、私の場合は、つらいことや失敗を「書くこと」によって昇華できたのだと思う。失敗をくり返すのはよろしくないが、その痛みを忘れられるのは幸せなことだ。

くり返し痛みを経験しながら、なんとか乗りきって歩んできた自分に、よくやってきたなあ、とつぶやくことができるのは年を重ねた故か。

すぐに忘れてしまう私だと思いますが、引き続きご一緒に年を重ねて下さいね。

小さな味方を見つけよう

食料品を買い出しに行くスーパーが近所に数軒ある。各々の店に「お買い得」の野菜があるから、一カ所に絞りこめない。たいした量と額ではなく、せいぜい数百円の割引きじゃないか、と家族にあきれられたりする。たしかにそうなのだが、やはりうれしい。

店の発行するポイントをためるのも好きなので、さまざまなカードがおさいふに入っている。貯金好きな友人の一人は私とちがって、ポイントカードは一枚ももっていない。そういうものがあると、つい買い物をしてしまい、ムダ使いするからと。たしかに私の場合、ポイントはたまるが貯金はできない。ただポイントがハンカチや花束に代わったりすると、うれしくなる。家事の合間のちょっとした楽しみである。

平日の昼間、いつもは仕事で家にいることがない時間帯に、たまたまぽっかり空いたひとときがあり、ベランダをながめることがあった。バラが咲きはじめ、ラナンキュラスが蕾をひとつ増やし、ききなれない鳥の声が平和に響き、とても優雅でぜいたくな気分になった。

ちょっとした小さな心の味方をもっていても、それに気づかずに日々を送っている人は多い。あるいは、小さなことでよろこぶなどカッコ悪いと思っているのかもしれない。

しかし、大きな喪失や、つらい出来事に出あった時、それに立ち向かうにはたくさんの小さな心の味方が必要なのだ。日々の中に埋もれてしまいがちな、自分の小さな味方を見つけておくのは大切だと思っている。

一瞬の輝きを撮る

写真を撮りはじめたのはいつごろだったかしらとふり返ってみたら、もう30年以上も前だと気がついた。エッセイ集のための写真を借りようとしたところ、一枚数万円。とても無理だとあきらめて、自分で撮ろうとしたのがきっかけだ。

自分の原稿にあった写真を撮れるのは自分だ、とは思ったが、もともと機械に強いわけではない。しかも当時はフィルムを使う一眼レフが主流だったので、重さだけでも相当なものだった。

一番最初の一眼レフはニコンFEという機種。知り合いのカメラマンからお下がりを譲り受けた。これで撮った最初の一枚を、今でもはっきり覚えている。都内の人通りの少ない道の土手に揺れていたねこじゃらしの葉に夕陽があたり、風を受けて金色に輝いたその一瞬だ。そのカメラをもってアフリカなどを回った。

しばらくしてライカのR6のレンズに魅せられて、ヨーロッパの古い街や小さな島々に出かけては撮った。

写真を撮ることは実は対話なのだ、と気づいたのはそのころだ。

レンズを通して被写体をながめる時、肉眼で見るより美しく見えることに驚いた。同じものなのに、なぜちがって見えるのだろう。多分それは、撮ろう、として心の焦点をそのものにあわせた時に、その被写体を最も輝かせる光や影を探しているからだと思う。そして、その一瞬を見つけた時にシャッターを切る。

写真を撮る楽しみは、その一瞬のきらめきを感じることにある。それは、私と被写体との対話だ。ものでも風景でも人でも、焦点をあわせた相手と対話し、最も輝く瞬間に、ありがとう、とつぶやいて撮る幸せ。

最近は、日常の中にたくさんの美がかくされていると気づきはじめている。見なれたものに心の焦点をあわせ、そのものにある輝きを見つけようとすることは、写真だけでなく人生の中に、もうひとつの楽しみを加えてくれる。

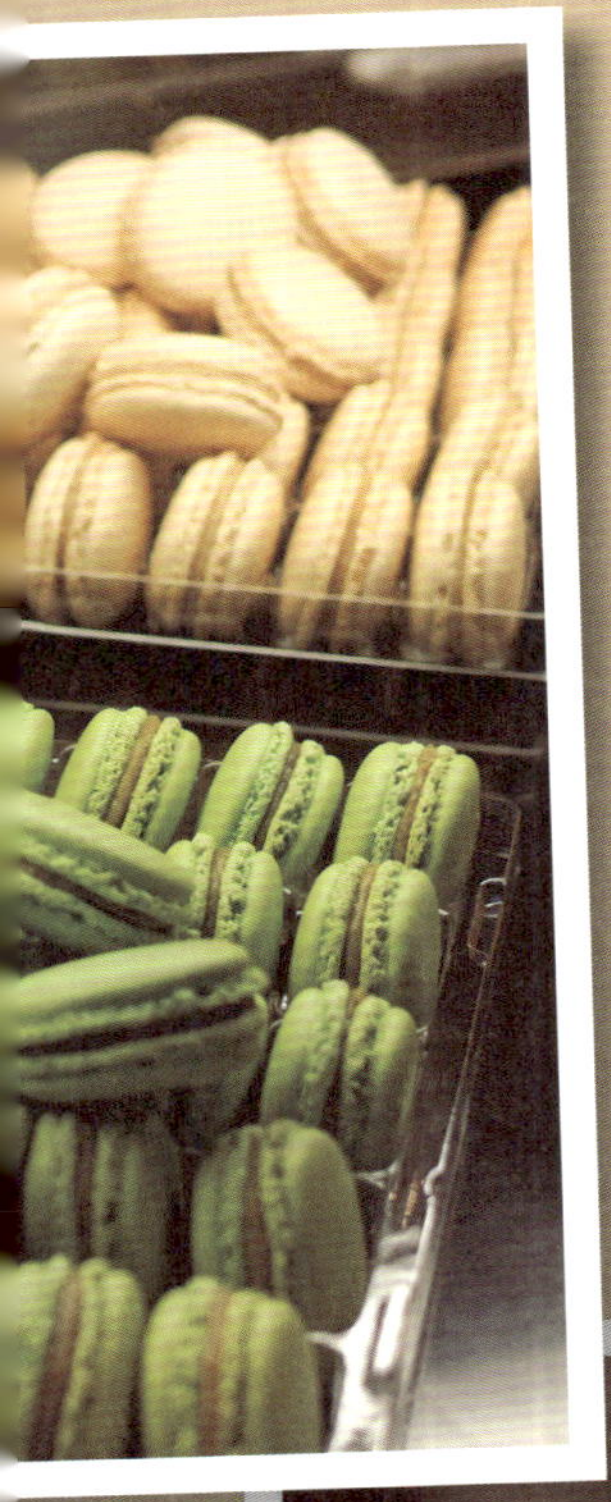
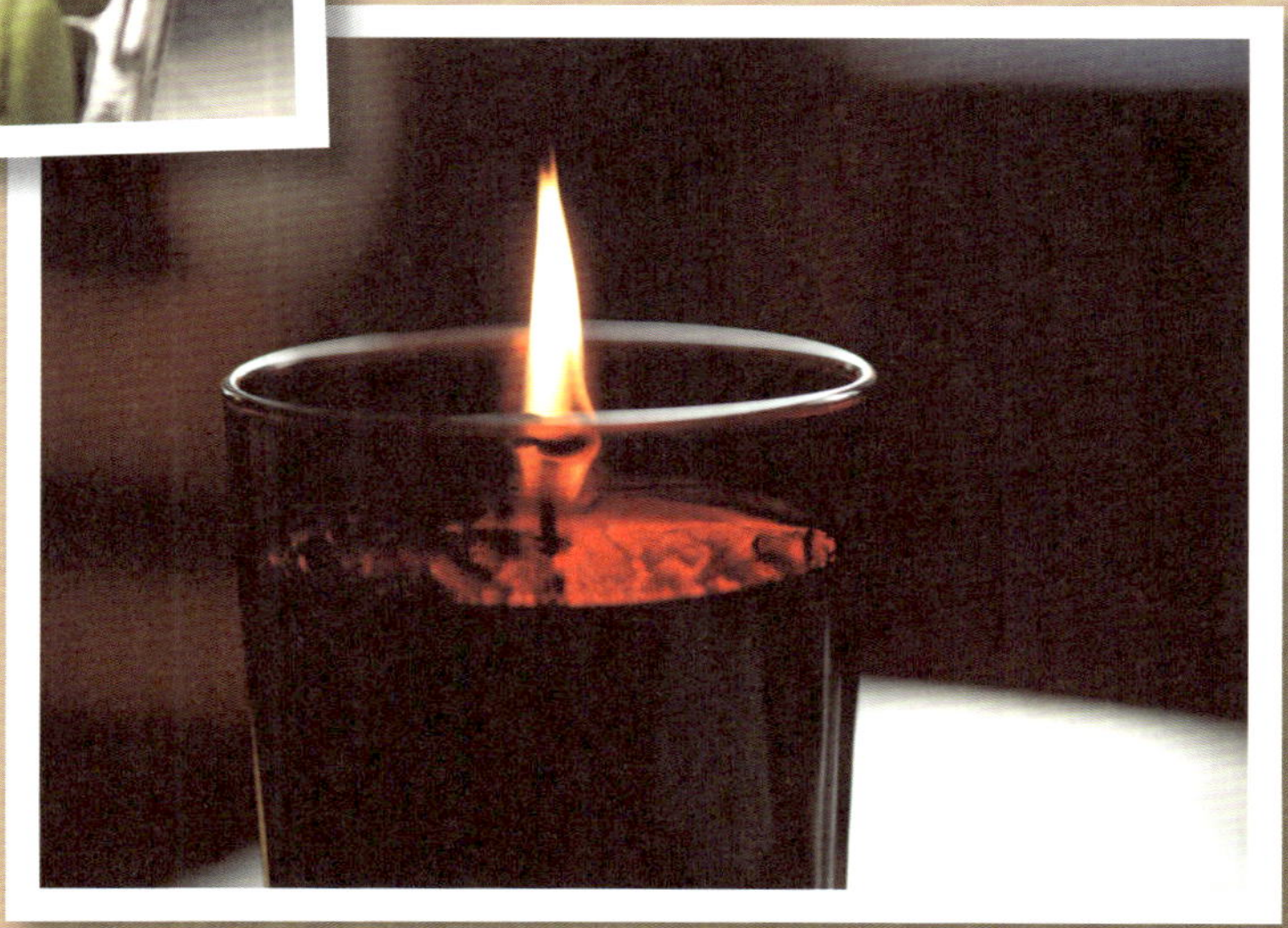

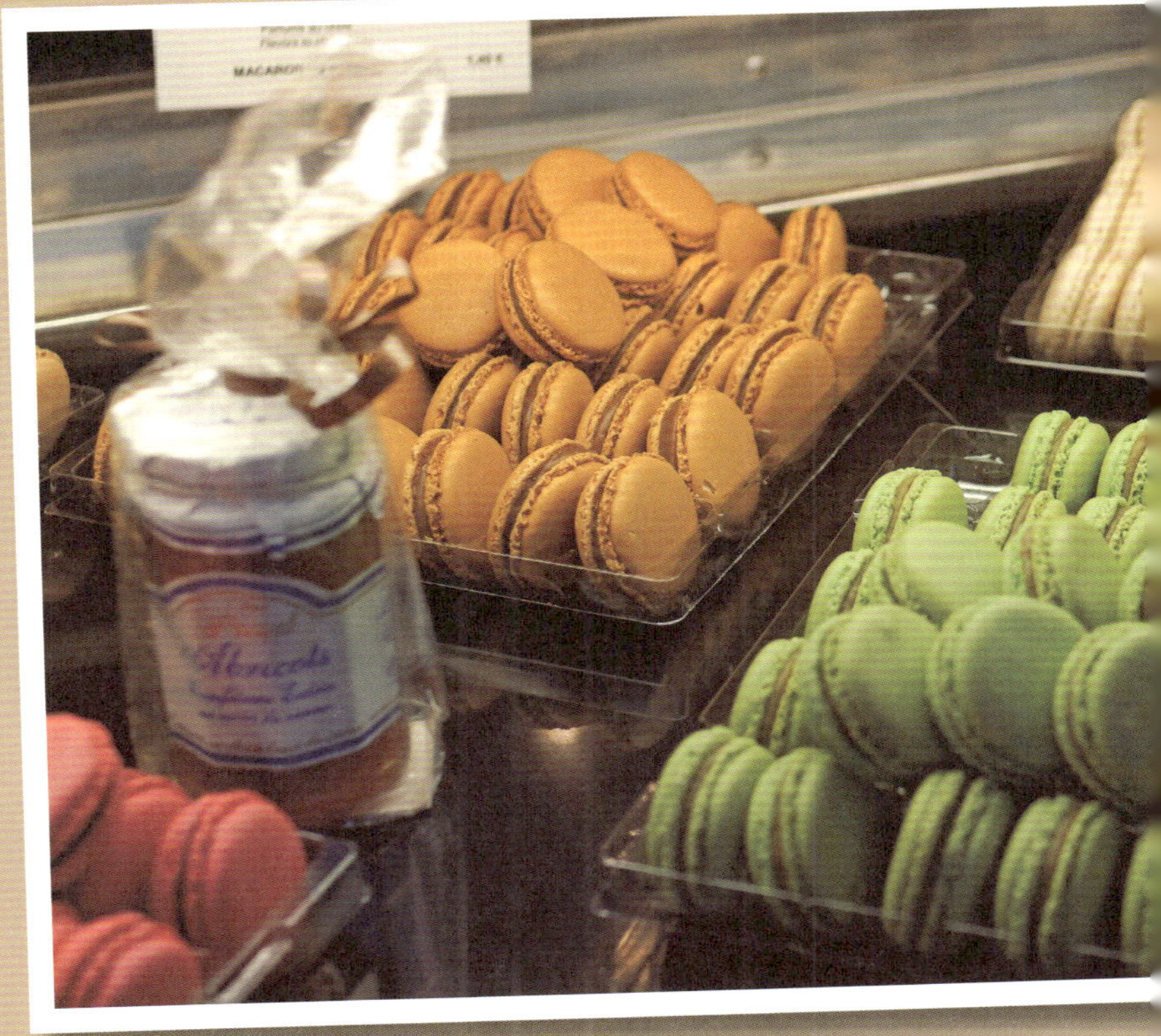

第8章

ちょっと長いわたしの話

家を出たかった子供時代

子供のころ、「貧しい」ということがとてもイヤだった。当時、私が両親と暮らしていた家は横浜の下町のはずれで、小さな商店や飲み屋が並ぶ路地の奥にあった。台所と食堂と居間を兼ねた部屋の窓を開けると隣家があり、大声で話す会話がきこえてきたり、深夜、飲み屋から大声がきこえたりすると、ここから脱け出したいと思った。今考えれば、貧しいというほどではないが、豊かとはいえず、それは父の気性と体調によるものだったのだろう。

父は広島で二次被爆し、免疫低下から重症の結核にかかり、一命はとりとめたが、常に体調不良を感じながら細々と耳鼻科医院を開業していた。望んだ大学病院での研究も、得意だった陸上選手としての活動も病気になりできなくなったフラストレーションを抱えていた。職人気質で愛想がなく、あまりに分けへだてがないため、お金に縁のない仕事ぶりは、母にとってはフラストレーションがたまるものだったらしい。家の中は常に口論で揺れていた。

今思えば、ごく普通のよくある夫婦ゲンカだったのかもしれないけれど、子供にとってはつらく、私は両親を冷めた目でながめていた。父も母も大事で、仲よくしてほしいと思いながらも、二人は不完全な一人の男と女であり、心のゆとりがないために子供の前で争いを見せる人たちだと。だから早く大きくなり、家から出たいと願っていた。

小学校5年になり、母の強い希望で私立の女子校に入学することになり、私はますますその思いを強くした。公立小学校では、友だちとのかかわりが楽しく、家のことを忘れられたが、私立の女子校は豊かな家庭の子女がほとんどで、自分のすべてがそこに不似合いに見えた。

私のその後について語ろうとすると、どうしてもこの話をとばすわけにはいかない。子供時代、18歳までの私が、どんなに豊かさや美しいものにあこがれ、どんなに、いわゆる「お嬢さま」をうらやましく感じたか説明しないと、話を進められないのだ。

自活を目ざして医学部へ

私は家から出るためには自活しなければ、と医師の道に進んだ。本当はもの書きになりたいと思ったが、そうなれる確証がなかった。父からは「親はいつまで生きているかわからないから一人で生きていけるように」ともいわれていたので、まずは自立と考えたのだ。医学部に入学し女子寮に入り、親の束縛から逃れたと思ったが、大学2年の時、父は結核が再発して、仕事ができなくなった。私が大学生活を続けるためにはアルバイトが必要となった。ジャズのコードを勉強しようと通いはじめた新宿のジャズピアノ教室で、ジャズクラブでの専属歌手募集を知り、オーディションを受けた。

運よく合格し、アルバイト生活がはじまった。昼は大学に通い、夜は歌うという生活は忙しく、学生仲間のイベントには加われなかった。素敵なレストランや海外リゾートの話に、私はただ羨望で息をとめ、嫉妬をおさえこもうとした。成人の日にまわりの晴れ着姿を見て、「親から買ってもらって着飾って何の自立か。七五三と同じじゃない」と思った。そしていつか自分で得た資金で楽しみたい、と思った。

つまり私のスタートは、人との比較に他ならず、比較で心をとがらせていた。ただその中で、音楽と歌は、心に安らぎを与えてくれた。

女性のためのクリニック開設

大学を卒業し、医師としての生活をはじめると、その音楽も続けるのは無理だった。「そんな時間があったら一人でも多くの患者を診察すれば」という声や、「だから女は医者に向かない」という風あたりの中で、男性医師が１００仕事をするなら、１２０から１５０の仕事をと、大好きだった音楽をやめ、一人前に見てもらうために自分を抑圧し、よい医者であろうとした。

大学病院での研修生活が終了し、もっと自分を活かせる医療をと考えた私は、女性が不安を感じ、体調に違和感をもった時、気軽に検査したり、栄養や心の相談ができるクリニックを作ることにした。１９８４年、男女雇用機会均等法が施行される2年前だ。スタートした時はひまだったが、均等法施行以降は、仕事と家庭の両立で疲れ、がんばりすぎて体調を崩す女性たちがきて、忙しくなった。マンションの一室で一人ではじめた小さなクリニックだが、よい医療をしたいと、管理栄養士2名、婦人科医1名、臨床心理士2名、看護師1名、受付2名のスタッフの協力で、夜8時まで診療を行った。昼食はほとんどとれない状態。経営は楽ではなかったが、弱音を吐かない、「お嬢さま」に負けたくないという心のルーツは継続した。ただ、自分にはもっとしたいことがある、という心のつぶやきも感じていた。

声が出ない……

体調を崩したのは1995年、阪神・淡路大震災の後だ。震災で高速道路が崩壊したすぐ近くに夫の実家があった。家は半壊し、周囲の方たちの多くが亡くなり、義理の両親は車内で生活しているという。手伝いにいかなければと思うが、クリニックがある。

しばらく休業にして、患者さんに知り合いの病院を紹介しようとした。その時、「大丈夫ですか。ご実家気をつけて」といって下さった方は二人。「休業なんて無責任、私はどうなるの」という方も多く、なんだかとても悲しい気持ちになった。「今つらいのはこちらなのに」との思いがこみあげ、次第に体調がおかしくなっていった。

最初は歯のかみあわせが変になったのかと数軒の歯科に通ったがよくならず、次第に口が開きづらくなったり、話すと舌が歯にあたって舌の端が切れたりするようになった。検査しても原因のわからないまま、声が出なくなった。最終的にアメリカでの診断で、長い間の緊張とがまんによって、顔面神経のマヒなどを含め、体が影響を受けていることがわかった。

弱音を吐かない、怒っても悲しくてもがまんする――。それは医師としての自分が生きる世界で一人前に扱ってもらうには必要だったが、そのつらさを緩和する場がなかったのだ。その思いを表現する場がなかった。比較と、他から認められることの論理で生きてきた自分がぶつかった壁だった。

大好きな歌が戻ってきた

2年半ほどして少しずつ声が出るようになった。そしてまたボイストレーニングをはじめ、大好きな歌が、自分をとり戻すように、人生に戻ってきた。

体調を崩すのは悪いことだろうか。ノーだ。体の不調は自分の生き方を見直す最大のチャンス。「その道を行ってはいけない。自分らしい生き方を見つけなさい」と、ストップのサインを出してくれるのが体。その時、立ちどまり、体がゴーサインを出す方向に進めばよいと思う。

自分の生き方を見つけるのには時間がかかる。何度も壁にぶつかる。今、つらい思いをしているあなたも、きっと見つけられる。人との比較や勝ち負けではなく、少しずつでも自分が昨日より進化している実感をもつ生き方が、そうしたものだと思う。心も体もここちよいと感じるその道を見つけてほしいと心から願っている。

「婦人之友」読者・筆者・編集部がつながるトークイベント f-tomoカフェでのQ&Aから

◆イヤな気持ちをアートに変えよう

私は、深く落ちこんで、何もできなくなることがありました。そういう時はどうしたらいいのでしょうか?

海原　それは大変でしたね。みなさんもそういうこと、あると思います。そういう時は……何もしなくていいんです。ジタバタしない。まず信じることです、自分の体を。けっこう素晴らしいものですから。信じておまかせする。何もしたくない、何もできない時は、するのをやめましょう、という風に。するとだいたい、自然にういてくるんです。お腹もすいてきたり、何かちょっとやりたくなってきたりします。

落ちこんだりイヤな気持ちになったり、ガーンと傷つくこと、私もありますけれど、それはチャンスなんです。私は順調な時、ものを書くことができません。あまりものがうかばない、本当に。傷ついた時、それをアートに変えるんです。イヤな思いっていうのはある意味、心の中のゴミ。ゴミをグチにするのでなく、自分を通して、きれいな形で世の中に発信する、それがアートです。すごく素敵な料理を作るとか、刺繍してみようとか、絵を描く、文章を書く、詩を作る、ピアノを弾く、歌う、何でもいい。

自分なりの表現の出口を見つけて。それを見つけるのは、あなたの人生の責任。それは自分の才能を見つけるということです。才能というのは、例えばピアノがうまくてショパンコンクールに入選することではない。そのために努力して、練習するのがイヤではない、苦痛ではない。才能があるというのはそういうことです。

みなさんにも必ずあるはずです。ただ努力して、自分が去年の自分よりも、ちょっと進歩したというもの。そういう素敵な大人がいっぱいになるといいと思います。

◆何かあったらいってね――〝そばにいる〟大切さ

家でも学校でもなかなかうまくいかず、よく泣いている子供がいます。何かその子が好きなことを見つけてあげたいのですが、自分以外の人の好きなことって、どうやったら見つけてあげられるのかなと。

海原　他の人の好きなことを見つけてあげる、それは残念ながら無理です。例えば、私は摂食障害の患者さんとたくさん話をしますが、過食をやめようっていうのではなく、他に何か、自分を表現できるものを積み上げていけるようにする。そうすると、食べ物に対する意識が減っていくのですね。けれど、自分らしい表現の方法は、その人自身にしか見つけられない。それはその人に課せられたこと。

でも、その人のためにできることはあります。一緒にいることです。落ちこんでいる人や、困っている人と一緒にいる。私はあなたのそばにいますからね。何かあったら相談してね。お腹すいたらいってね。お茶を飲みたかったら一緒に飲もうね。ちょっと歩きたかったら、一緒に散歩しようね、と。その人にとって、そういう存在がいるということは、ものすごく大きいことです。

これは猫と同じ。猫は何もしないけれど、調子悪い時ってそばにいてくれません？何となく横にいて、ちょっとすわっている。私はそばにいますって。これです。そうやって横にいると、その人は安心して、何をするか自分で見つけられるようになります。

私が小学生の時、今でいう多動性障害の子供がいて。髪をひっぱったり、殴ったり、暴れん坊。そのうち担任がおっかない体育の女性教師になって、その先生、みんなで散歩する、というか遊びに、近くの貝塚へ。するとその暴れん坊がですよ、あたりを掘って、縄文式土器のかけらを見つけた。その子は土器を見つける天才で、〇〇土器のかけらとか、いっぱい見つけて、夢中になって、そのうち暴れなくなった。

多分、あの先生は自然に、彼が自分らしさを見つける手伝いをしていた。その子は結局、大学の考古学部に行きました。ですから、大変だけれどまずは、その子供のそばにいることだと思います、猫のように。

２０１８年６月６日　自由学園明日館にて

ストレスに効く“心の味方”チェックシート

あなたの傾向について、あてはまるものをすべてチェックして下さい。

- □ 趣味がある
- □ 今、動物を飼っている
- □ 体を動かしたり、運動したりする習慣がある
- □ 好きなものを自分で料理して楽しむことがある
- □ 音楽を演奏したり聴いたりすることがある
- □ 自分一人でも、旅行に出かけたり食事を楽しめる
- □ イヤなことが起こった時、一度は落ちこむが、イヤな気分を引きずらないように心がけている
- □ 姿勢はいい方だ
- □ 困った時、人に助けを求めることは恥ずかしくない
- □ 結果がたとえ思わしくなくても、自分が努力したことを認められる
- □ 考えがちがう人がいても、仕方ないと思える
- □ トラブルが起こっても、パニックにならず冷静に対処しようと思っている
- □ 自分には味方がいる、と思える
- □ 話しあえる仲間がいる
- □ 家族で一緒にすごす時間を楽しめる
- □ 絵や俳句、ものを作るなどで自分の気持ちを表現することがある
- □ 友人や知りあいと一緒に出かけたり、食事をしたりする機会がある

いくつチェックがつきましたか？ 数が少なかった人はぜひ、
こうした日常の小さなことを少しずつとり入れてみて下さい。
きっと、あなたの小さな味方になるはずです。

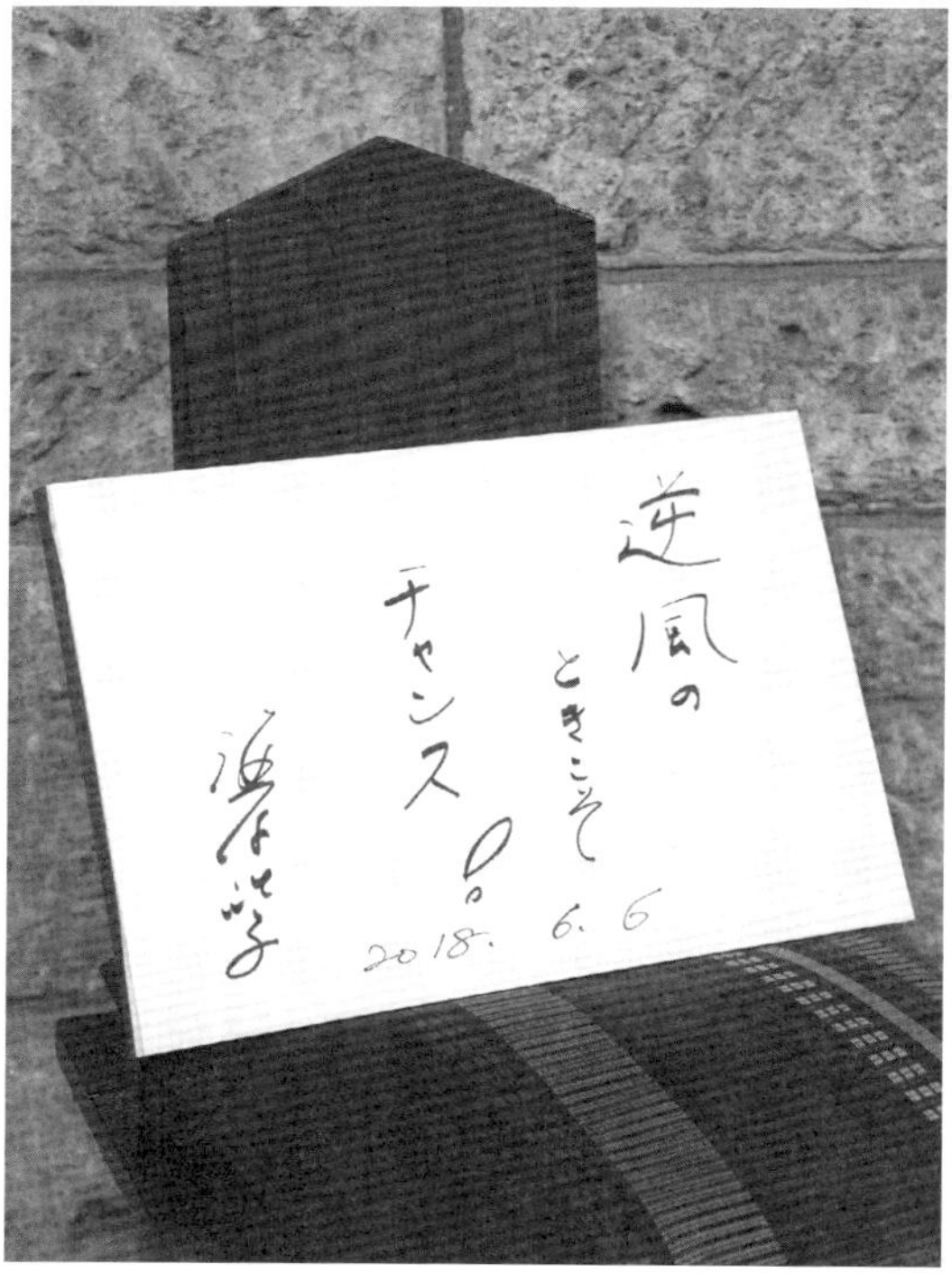

「逆風の時は、自分らしさ、
自分の表現の出口を見つけるチャンスです。
イヤなことがあった時こそ、それをぜひ
大事に生かしていただきたい、という思いをこめました」

2018年6月6日　f-tomo カフェ・自由学園明日館にて／撮影 金子睦

海原純子 Junko Umihara

医学博士。心療内科医、産業医。
昭和女子大学客員教授。
著書に『今日一日がちいさな一生』
『こんなふうに生きればいいにゃん』
『男はなぜこんなに苦しいのか』ほか。
ジャズ歌手としても活動。オリジナル曲を加えた
アルバム『Rondo』を2019年リリース。
2011年より『婦人之友』に「こころの深呼吸」を連載。

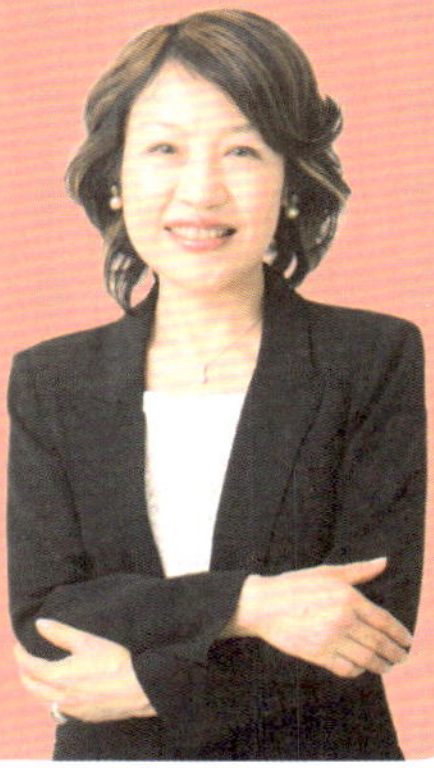

気持ちがすっと軽くなる こころの深呼吸

2019年 9 月20日　第1刷発行
2022年 6 月 1 日　第4刷発行

著者	海原純子
発行者	入谷伸夫
発行所	株式会社 婦人之友社 〒171-8510　東京都豊島区西池袋2-20-16 電話 03-3971-0101 https://www.fujinnotomo.co.jp
編集	羽仁曜子
装丁・本文デザイン	坂川栄治+鳴田小夜子（坂川事務所）
装画	金子真理
校正	DICTION
PD	髙栁 昇（株式会社 東京印書館）
印刷・製本	株式会社 東京印書館

ISBN978-4-8292-0912-7

わたしの すきな もの

『婦人之友』に連載中のハカセが
愛するものたちの小さな物語が1冊に。
昆虫、文房具、絵画、絵本まで、
ユーモアあふれるハカセの世界は
広がります。
恐竜学者の真鍋真氏との対談も掲載。
福岡伸一著　1500円＋税

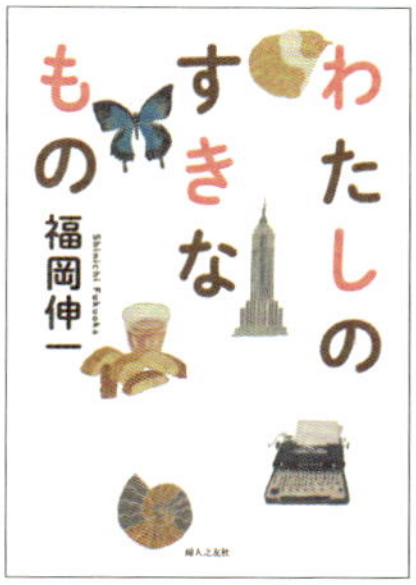

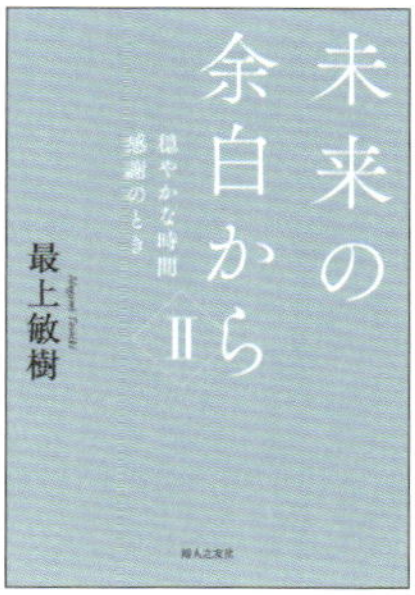

未来の余白からII
穏やかな時間 感謝のとき

国際法学者が清々しい筆致でつづる
エッセイ集第２弾。映画、音楽、文学、
歴史、そして平和への希求。
世界の今を知る著者の静かで
力強いメッセージが心に響きます。
最上敏樹著　1400円＋税

幸せをつくる整理術
「ガラクタのない家」

スーパー主婦の井田さんが始めた
2世帯の暮らし。すべての部屋を公開して、
整理の仕方や暮らしやすさの秘訣を紹介。
先を考えたライフプラン、これまで
培ってきた整理収納術が1冊に凝縮。
片づけができない方必見です。
井田典子著　1300円＋税

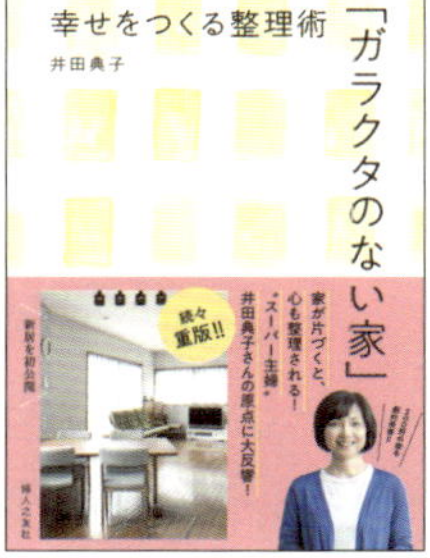

2022年6月現在